A. Schubert, T. Koch

Infusionen und Injektionen

D1668144

Andreas Schubert, Tina Koch

Infusionen und Injektionen

Schritt für Schritt in Wort und Bild

2. Auflage

ELSEVIER

ELSEVIER

Hackerbrücke 6, 80335 München, Deutschland

ISBN 978-3-437-25602-8
eISBN 978-3-437-09964-9

Alle Rechte vorbehalten
1. Auflage 2019
© Elsevier GmbH, Deutschland

Wichtiger Hinweis für den Benutzer

Ärzte/Praktiker und Forscher müssen sich bei der Bewertung und Anwendung aller hier beschriebenen Informationen, Methoden, Wirkstoffe oder Experimente stets auf ihre eigenen Erfahrungen und Kenntnisse verlassen. Bedingt durch den schnellen Wissenszuwachs insbesondere in den medizinischen Wissenschaften sollte eine unabhängige Überprüfung von Diagnosen und Arzneimitteldosierungen erfolgen. Im größtmöglichen Umfang des Gesetzes wird von Elsevier, den Autoren, Redakteuren oder Beitragenden keinerlei Haftung in Bezug auf jegliche Verletzung und/oder Schäden an Personen oder Eigentum, im Rahmen von Produkthaftung, Fahrlässigkeit oder anderweitig, übernommen. Dies gilt gleichermaßen für jegliche Anwendung oder Bedienung der in diesem Werk aufgeführten Methoden, Produkte, Anweisungen oder Konzepte.

Für die Vollständigkeit und Auswahl der aufgeführten Medikamente übernimmt der Verlag keine Gewähr.
Geschützte Warennamen (Warenzeichen) werden in der Regel besonders kenntlich gemacht (®). Aus dem Fehlen eines solchen Hinweises kann jedoch nicht automatisch geschlossen werden, dass es sich um einen freien Warennamen handelt.

Bibliografische Information der Deutschen Nationalbibliothek
Die Deutsche Nationalbibliothek verzeichnet diese Publikation in der Deutschen Nationalbibliografie; detaillierte bibliografische Daten sind im Internet über http://www.d-nb.de/ abrufbar.

19 20 21 22 23   5 4 3 2

Für Copyright in Bezug auf das verwendete Bildmaterial siehe Abbildungsnachweis
Das Werk einschließlich aller seiner Teile ist urheberrechtlich geschützt. Jede Verwertung außerhalb der engen Grenzen des Urheberrechtsgesetzes ist ohne Zustimmung des Verlages unzulässig und strafbar. Das gilt insbesondere für Vervielfältigungen, Übersetzungen, Mikroverfilmungen und die Einspeicherung und Verarbeitung in elektronischen Systemen.

Um den Textfluss nicht zu stören, wurde bei Patienten und Berufsbezeichnungen die grammatikalisch maskuline Form gewählt. Selbstverständlich sind in diesen Fällen immer Frauen und Männer gemeint.

Planung: Julia Lux, München
Projektmanagement: Sabine Hennhöfer, München
Redaktion: Astrid Wieland, Schlüchtern
Satz: abavo GmbH, Buchloe
Druck und Bindung: Drukarnia Dimograf, Bielsko-Biała, Sp. z o. o., Polen
Umschlaggestaltung: SpieszDesign, Neu-Ulm
Titelbild: © Swapan-stock.adobe.com

Aktuelle Informationen finden Sie im Internet unter **www.elsevier.de**

Vorwort zur zweiten Auflage

Dieses Buch wurde für die Praxis geschaffen – für Pflegefachkräfte und all diejenigen, die Infusionen und Injektionen durchführen oder aber dabei assistieren.

Wir haben es uns zum Ziel gesetzt, dem Leser eine Schritt-für-Schritt-Anleitung für die wichtigsten Arbeitstechniken zum Thema Infusion und Injektion zur Verfügung zu stellen. Viel zu oft wird der Vermittlung dieser Techniken in der schulischen Ausbildung, aber auch im klinischen Ausbildungsalltag, zu wenig Bedeutung beigemessen. Hieraus resultieren Unsicherheit und Angst seitens der Anwender, aber auch eine Gefährdung des Patienten.

Den einleitenden Worten aus dem Vorwort zur ersten Auflage sind wir natürlich auch in dieser nun vorliegenden zweiten Auflage treu geblieben.

Auch in diesem Buch nehmen wir den Leser wieder an die Hand und begleiten ihn in Schrift und Bild durch die einzelnen Techniken. Aktuelle wissenschaftliche Erkenntnisse und Tipps und Tricks aus der Praxis runden das Werk ab.

Wir wünschen allen viel Freude beim Lesen.

Ludwigsstadt, August 2018
Andreas Schubert und Tina Koch

Autoren

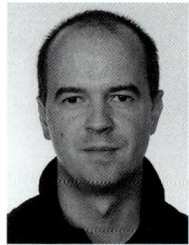

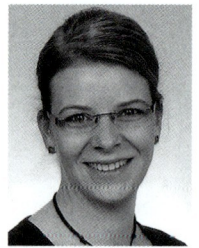

Andreas Schubert ist Notfallsanitäter und Bachelor of Science in Paramedic Science.

Tina Koch ist examinierte Krankenschwester und Fachkrankenschwester für Intensivpflege und Anästhesie.

Danksagung

Ein ganz besonderer Dank geht an
- **Thomas Semmel** für die kompetente Neugestaltung des Kapitels „Intraossärer Zugang". Herzlichen Dank für deine Unterstützung!
- **Astrid Wieland** für ihre freundlichen und konstruktiven Anregungen. Sie hat mit unermüdlicher Arbeit zum Gelingen dieser Auflage beigetragen. Es war uns eine Freude!
- **Andreas Walle,** der die Fotos für dieses Buch angefertigt hat. Von Beruf ist er Fachkrankenpfleger für Anästhesie- und Intensivpflege.
- **Prof. Dr. med. Klaus Fenchel und Dr. med. Hendrik Mückenheim** für die fachliche und freundschaftliche Unterstützung und ihr Engagement.

Abkürzungen

A.	Arterie	**L**	lumbal
Abb.	Abbildung	**Lt.**	Laut
AHA	American Heart Association	**M.**	Muskel
Amp.	Ampulle	**mg**	Milligramm
ant.	anterior	**Min.**	Minute
art.	arteriell	**ml**	Milliliter
AV Shunt	arterio-venöser Shunt	**mm**	Millimeter
bzw.	beziehungsweise	**mmHg**	Millimeter Quecksilbersäule
C	Celsius	**mmol/l**	Millimol pro Liter
ca.	zirka	**MRSA**	Multiresistenter oder
CDC	Center for Disease Control und		Methicillineresistenter
	Prevention		Staphylococcus aureus
cm	Zentimeter	**N.**	Nerv
CRP	C-reaktives Protein	**Na⁺**	Natrium
d. h.	das heißt	**NaCl 0,9 %**	physiologische Kochsalzlösung
DD	Differentialdiagnose	**OP**	Operation
DGHM	Deutsche Gesellschaft für	**PDA**	Periduralanästhesie
	Hygiene und Mikrobiologie	**PDK**	Periduralkatheter
EDTA	Ethylene diamine tetraacetic acid	**PEEP**	Positive end exspiratory
	(Äthylendiamintetraessigsäure)		pressure, positiver
EK	Erythrozytenkonzentrat		endexspiratorischer Druck
EKG	Elektrokardiogramm	**PEG**	Perkutane endoskopische
EN	Europa Norm		Gastrostomie
ERC	European Resuscitation	**PiCCO**	Pulsecontour invasive
	Council		Continuous Cardic Output
evtl.	eventuell	**PTT**	Partielle Thromboplastinzeit
FFP	Fresh Frozen Plasma,	**RKI**	Robert-Koch-Institut
	gefrorenes Frischplasma	**RR**	Riva Rocci
G	Gauge (Maßeinheit für den	**S.**	Staphylococcus
	Durchmesser von Kanülen)	**s. c.**	subkutan
GFP	gefrorenes Frischplasma	**Sek.**	Sekunde
ggf.	gegebenenfalls	**sog.**	sogenannt
h	Stunde	**SpO₂**	Sauerstoffsättigung
HAES	Hydroxyethylstärke	**Std.**	Stunde
HIV	Human Immundeficiency	**STGB**	Strafgesetzbuch
	Virus	**sup.**	superior
i. art.	intraartikulär	**Tab.**	Tabelle
i. k. oder i. c.	intrakutan	**TFG**	Transfusionsgesetz
i. m.	intramuskulär	**TK**	Thrombozytenkonzentrat
i. o.	intraossär	**u. Ä.**	und Ähnliches
i. th.	intrathekal	**usw.**	und so weiter
i. v.	intravenös	**u. U.**	unter Umständen
IBP	Invasive Blood Pressure	**UVV**	Unfallverhütungsvorschrift
	(Invasiver Blutdruck)	**V.**	Vene
IE	Internationale Einheit	**VAH**	Verbund für angewandte
IN	Injektionsstopfen		Hygiene
Kap.	Kapitel	**VVK**	Venenverweilkanüle
KG	Körpergewicht	**WHO**	Weltgesundheitsorganisation
kg	Kilogramm	**z. B.**	zum Beispiel
KRINKO	Kommissionär Krankenhaus-	**ZVD**	Zentraler Venendruck
	hygiene und Infektionsprä-	**ZVK**	Zentraler Venenkatheter
	vention		

Abbildungsnachweis

Der Verweis auf die jeweilige Abbildungs-
quelle befindet sich bei allen Abbildungen im
Werk am Ende des Legendentextes in eckigen
Klammern. Alle nicht besonders gekenn-
zeichneten Grafiken und Abbildungen
© Elsevier GmbH, München.

F781–007 Truhlář, A. et al.: Kreislaufstill-
stand in besonderen Situationen;
In: Notfall und Rettungsmedizin,
Springer, Dec 2015, Vol. 18, Issue 8,
p. 833–903. © German
Resuscitation Council (GRC) und
Austrian Resuscitation Council
(ARC) 2015

J795 D. Fichtner/T. Engbert,
GraphikBureau, Kroonsgard

K115 A. Walle, Hamburg

K183 E. Weimer, Würselen

L108 R. Himmelhan, Mannheim

L157 S. Adler, Lübeck

L190 G. Raichle, Ulm

L215 S. Weinert-Spieß, Neu-Ulm

L231 S. Dangl, München

L234 H. Holtermann, Dannenberg

O1084 J. Ilg, Saalfeld

P520 T. Koch, Saalfeld

S007-1-22 Putz R. (Hrsg.), Pabst, R. (Hrsg.):
Sobotta, Atlas der Anatomie des
Menschen Band 1 mit Student-
Consult Zugang, 22. Aufl., Elsevier
GmbH, Urban & Fischer Verlag
München 2006

U107 Novo Nordisk A/S, Dänemark

U120 Bode Chemie GmbH & Co.,
Hamburg

U223 B. Braun Melsungen AG, Melsungen

V091 C. R. Bard GmbH, Karlsruhe

V334 SD-nostik GmbH, Sinsheim

V379 Teleflex medical S. A., Le Faget

V473 Waismed Ltd., Lod, Israel

W203 World Health Organzation Genf
(WHO): International Travel &
Health Map 1998

Benutzerhinweise

! C A V E
Warnhinweise, häufig vermeidbare Fehler bei
der Arbeit in der Pflege und Hinweise auf besonders zu beachtende Umstände.

Inhaltsverzeichnis

1 Hygienische Grundlagen

!CAVE
Und ist der Keim auch noch so klein, schon bald kann er der deine sein!

Vor Arbeitsbeginn und nach Arbeitsende ist eine etwa 20 Sekunden andauernde Händewaschung mit pH-neutraler Flüssigseife ausreichend.

1.1 Händehygiene

Hinsichtlich der Vermeidung nosokomialer (im Krankenhaus erworbener) Infektionen wird der Händehygiene größte Bedeutung beigemessen. Oftmals werden diese unkomplizierten Maßnahmen belächelt, ohne jedoch mögliche Folgen für Patienten und die eigene Gesundheit zu bedenken. Aus diesem Grund erhob die WHO (Weltgesundheitsorganisation) unter dem Motto „Save Lives: Clean Your Hands" den 5. Mai zum Tag der Händehygiene.

1.1.1 Händewaschung

Dem Händewaschen wird in jüngster Zeit kein gutes Zeugnis erteilt. Nachvollziehbar wird dies durch das Wissen, dass bei der Waschung Keime lediglich verschleppt und nicht inaktiviert oder abgetötet werden. Einige Studien belegen, dass der Wasserstrahl, der direkt auf das Ablaufsieb des Waschbeckens prallt, ein keimhaltiges Aerosol (aus mannigfaltigen Siphonkeimen) freisetzt.

Händewaschen (mit Wasser und pH-neutraler Waschlotion) ist somit – nach der hygienischen Händedesinfektion – nur eine ergänzende Maßnahme und dient lediglich der Beseitigung grober Verunreinigungen.

1.1.2 Hygienische Händedesinfektion

Die hygienische Händedesinfektion (➤ Abb. 1.1) führt gezielt zu einer Inaktivierung oder Abtötung von potenziell pathogenen Fremdkeimen der transienten Flora.

Wann muss die hygienische Händedesinfektion durchgeführt werden?

- Bei tatsächlicher und fraglicher Kontamination der Hände
- Vor dem Betreten der reinen Seite einer Personalschleuse (an den OP und die Sterilisationsabteilung denken)
- Vor allen invasiven Maßnahmen, auch wenn Handschuhe getragen werden (an die Anlage von Venen- und arteriellem Katheter und an Blasenkatheter oder Punktionen denken)
- Vor dem Kontakt mit infektionsgefährdeten Patienten (an Intensiv-, polytraumatisierte und immunsupprimierte Patienten denken)
- Vor Tätigkeiten mit Kontaminationsgefahr (an das Aufziehen von Medikamenten denken)
- Vor und nach jedem Kontakt mit Wunden, dem Bereich der Punktionsstelle

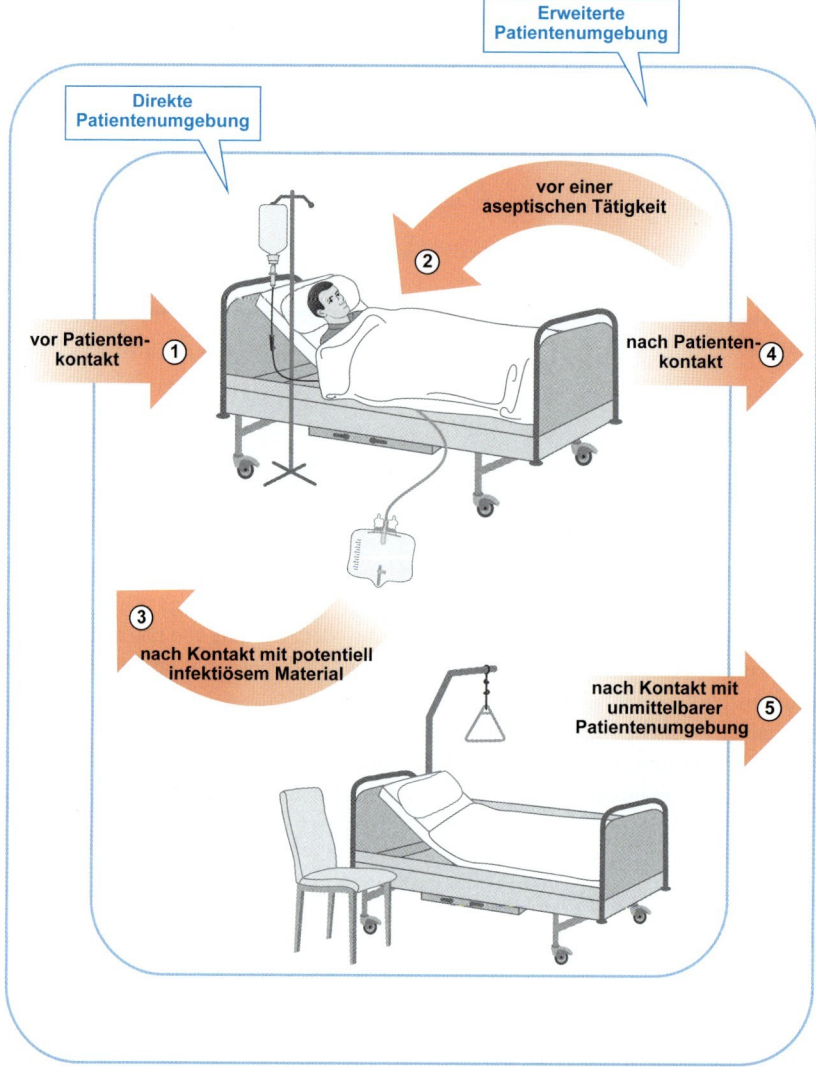

Abb. 1.1 Die fünf Indikationen der hygienischen Händedesinfektion. [L231, W203]

von Kathetern, Drainagen u. Ä. (an einen zentralen Venenkatheter [ZVK] denken)
- Nach Kontakt mit potenziell oder definitiv infektiösem Material oder infizierten Körperregionen (an Blut, Sekret oder Exkremente denken)
- Nach dem Kontakt mit potenziell kontaminierten Gegenständen, Flüssigkeiten oder Flächen (denke an Schmutzwäsche, Spritzen, Trachealtuben und

Urinsammelsysteme oder auch an die direkte Umgebung des Patienten)
- Nach dem Kontakt mit Patienten, von denen Infektionen ausgehen können oder die mit Erregern von besonderer krankenhaushygienischer Bedeutung besiedelt sind (an MRSA Patienten denken)
- Nach dem Ablegen von sterilen/unsterilen Schutzhandschuhen

Wann sollte eine hygienische Händedesinfektion durchgeführt werden?

- Vor der Essenzubereitung und -verabreichung
- Vor und nach der Pflege bzw. Versorgung von Patienten
- Nach (und nach Meinung der Autoren auch vor!) der Toilettenbenutzung
- Nach dem Naseputzen

! CAVE

Patienten und Besucher sind Teil unseres Teams zur Vermeidung nosokomialer Infektionen. Bereits während des Aufnahmegesprächs kann der Patient über die Notwendigkeit der hygienischen Händedesinfektion informiert und zur Durchführung motiviert werden.

Händedesinfektion durch Patienten und Besucher:

- Vor dem Betreten und nach dem Verlassen von Patientenzimmern und Risikobereichen
- Vor dem Essen
- Vor und nach Benutzung des Sanitärbereichs
- Vor und nach Kontakt mit der eigenen Wunde oder Schleimhaut

Durchführung

Grundsätzlich dürfen bei der hygienischen Händedesinfektion lediglich von der DGHM/VAH (Deutsche Gesellschaft für Hygiene und Mikrobiologie/Verbund für angewandte Hygiene) zertifizierte bzw. vom RKI/KRINKO (Robert-Koch-Institut/ Kommissionär Krankenhaushygiene und Infektionsprävention) gelistete Präparate zur Anwendung kommen. Dosierungsanleitung und Art der Anwendung bzw. Zeitraum bis zur Inaktivierung pathogener Keime entnimmt der Anwender de jeweiligen Präparatinformation selbst.

Des Weiteren muss sichergestellt sein, dass die verwendete Menge (3–5 ml, je nach Größe der Hände) des alkoholischen Händedesinfektionsmittels so über die trockene Haut verteilt wurde, dass Innen- und Außenflächen inklusive der Handgelenke sowie die Fingerzwischenräume, Fingerspitzen und Nagelfalze für die Dauer der jeweils angegebenen Einwirkzeit benetzt wurden.

In einem weiteren Schritt werden Handfläche auf Handfläche gelegt, um die Finger beider Hände zu verschränken und zu öffnen (Prozedur 5-mal wiederholen).

Wurden alle hier beschriebenen Schritte durchgeführt, beginnt man wieder von vorne, bis die vom Hersteller angegebene Einwirkzeit erreicht ist. Es sollte auf eine fortwährende Feuchtigkeit der Hände während der gesamten Einreibeprozedur geachtet werden.

Nachfolgend wird die etablierte Einreibeprozedur nach DIN EN 1500 beschrieben (➤ Abb. 1.2a–e):

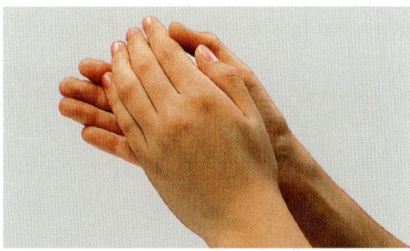

Abb. 1.2a Aufnahme des Desinfektionsmittels in die hohle Hand, im Anschluss die andere Handfläche darüberlegen. Nun beide Handflächen fünfmal gegeneinander reiben.

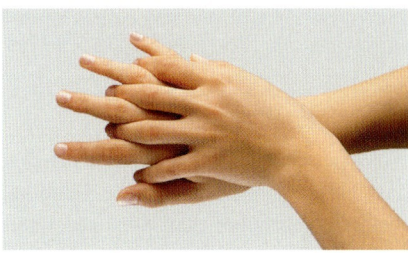

Abb. 1.2b Linke Handfläche auf den rechten Handrücken legen und fünf kreisende Bewegungen durchführen. Danach die rechte Handfläche auf den linken Handrücken legen und wieder fünf kreisende Bewegungen durchführen.

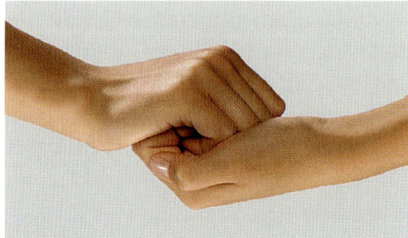

Abb. 1.2c Im nächsten Schritt nehmen beide Hände eine sogenannte Hakengriff-Position ein. Den Griff fünfmal hintereinander öffnen und schließen.

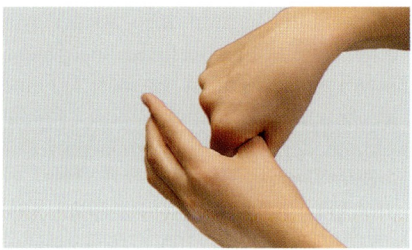

Abb. 1.2d Nun umfasst die rechte Hand den linken Daumen, um diesen mit kreisender Bewegungen fünfmal einzureiben, dann mit der linken Hand und dem rechten Daumen die Prozedur wiederholen.

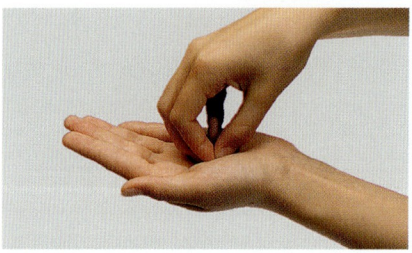

Abb. 1.2e Die Fingerkuppen der rechten Hand werden auf die Handinnenfläche der linken Hand aufgesetzt und führen fünf kreisende, einreibende Bewegungen durch, im Anschluss die gleichen Bewegungen mit der linken Hand ausführen. [U120]

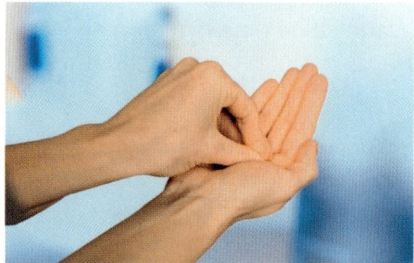

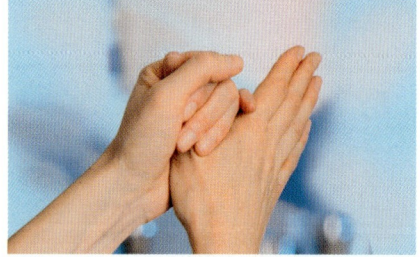

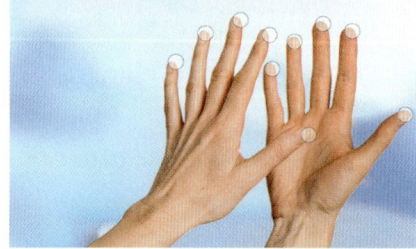

Abb. 1.3 Dabei wird ausreichend Händedesinfektionsmittel in die trockene hohle Hand gegeben, damit alle Areale der Hände satt mit dem Präparat benetzt werden können. Das Händedesinfektionsmittel wird sorgfältig über 30 Sekunden in die Hände eingerieben. Wichtig ist, dass alle Hautpartien erfasst werden. Fingerkuppen und Daumen (Abbildungen oben) sind hierbei von besonderer Bedeutung, da sie am häufigsten in direktem Kontakt mit Patienten und potenziell verkeimten Oberflächen kommen. An den Fingerkuppen findet sich im Vergleich zu anderen Handpartien zudem die höchste Keimdichte (Abbildung unten). [U120]

Wissenschaftliche Erkenntnisse belegen, dass eine eigenverantwortliche Einreibemethode gegenüber dem Standardeinreibeverfahren von Vorteil ist (➤ Abb. 1.3). Dennoch empfiehlt sich eine antrainierte Bewegungsabfolge, hierbei kann die DIN EN 1500 hilfreich sein.

1.1.3 Chirurgische Händedesinfektion

Die chirurgische Händedesinfektion führt gezielt zu einer Inaktivierung oder Abtötung von potenziell pathogenen Fremd- und Hautkeimen der residenten Flora mit einer gewissen Langzeitwirkung.

Durchführung

Grundsätzlich dürfen bei der chirurgischen Händedesinfektion lediglich vom DGHM/VAH zertifizierte bzw. vom RKI/KRINKO gelistete Präparate zur Anwendung kommen. Dosierungsanleitung und Art der Anwendung bzw. Zeitschiene bis zur Inaktivierung pathogener Keime entnimmt der Anwender der jeweiligen Präparatinformation selbst.

Nachfolgend wird die Einreibetechnik nach DIN EN 12791 in vier Schritten beschrieben (➤ Abb. 1.4a–d).
- Nach der chirurgischen Händedesinfektion darf mit den desinfizierten Hautpartien nichts mehr berührt werden.
- Erst nach vollständiger Trocknung der Haut sollte man in die sterilen Handschuhe schlüpfen.

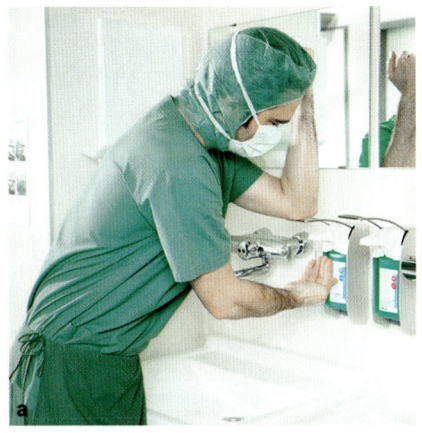

Abb. 1.4a Das Händedesinfektionsmittel aus dem Spender in die trockene hohle Hand geben.

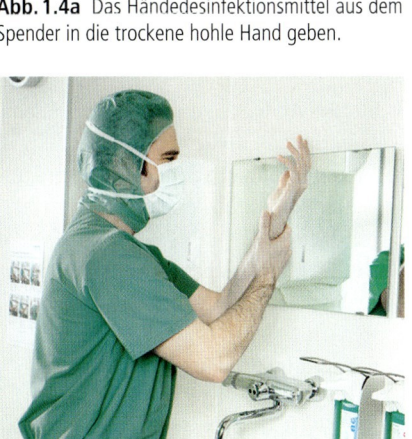

Abb. 1.4b Zunächst beide Hände und anschließend beide Unterarme jeweils 10 Sekunden bis zum Ellenbogen benetzen. Hände und Unterarme müssen über die Dauer der deklarierten Einwirkzeit* mit Händedesinfektionsmittel benetzt sein.
* Siehe Herstellerangaben

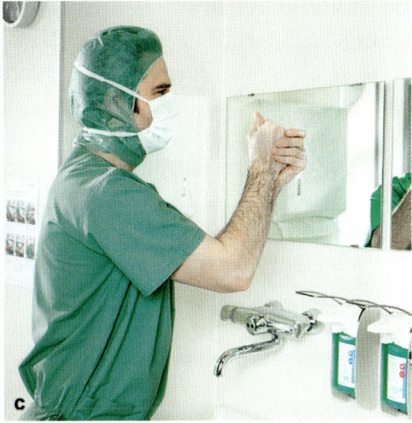

Abb. 1.4c Händedesinfektionsphase mittels Einreiben bis zum Ende der Einwirkzeit*. Dabei liegt das Hauptaugenmerk auf den Fingerkuppen, Nagelfalzen und Fingerzwischenräumen. Auf lückenlose Benetzung achten.
* Siehe Herstellerangaben

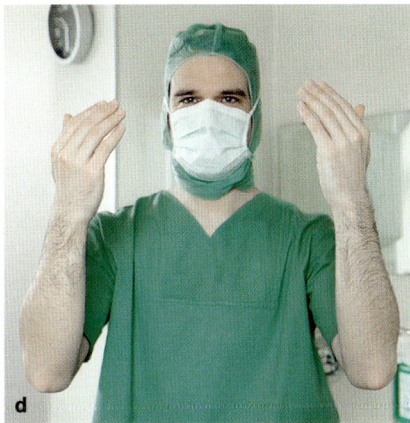

Abb. 1.4d Vor dem Anlegen von OP-Handschuhen sollen die Hände lufttrocken sein. [U223]

1.1.4 Hautdesinfektion

Eine Hautdesinfektion ist immer dann notwendig, wenn es zu einem Eingriff mit Durchtrennung der Haut kommt. Grundsätzlich unterscheidet man zwischen

- der Hautdesinfektion vor einer intravenösen (i. v.), subkutanen (s. c.), intramuskulären (i. m.) und intrakutanen (i. k. bzw. i. c.) Injektion und
- der Hautdesinfektion vor der Punktion steriler Körperhöhlen.

Die Hautdesinfektion hat stets eine suffiziente Keimreduktion im betroffenen Hautareal, in dem der Eingriff durchgeführt werden soll, zum Ziel.

Grundsätzlich dürfen bei der Hautdesinfektion lediglich vom DGHM/VAH zertifizierte bzw. vom RKI/KRINKO gelistete Präparate zur Anwendung kommen. Dosierungsanleitung und Art der Anwendung bzw. Zeitspanne bis zur Keimreduktion entnimmt der Anwender der jeweiligen Präparatinformation selbst.

Hautdesinfektion bei intravenöser, subkutaner, intramuskulärer und intrakutaner Injektion

- Entsprechendes Hautareal satt mit Desinfektionsmittel benetzen.
- Einwirkzeit abwarten.
- Die Einwirkzeit beträgt zwischen 30 Sekunden und einer Minute (je nach Präparat).
- Prinzipiell und aus Gründen der Praktikabilität sollte ein Desinfektionsmittel mit kurzer Einwirkzeit zum Einsatz kommen.
- Einsatz von Einmalhandschuhen (UVV Gesundheitsdienst).
- Keine Palpation der jeweiligen Insertionsstelle vor der Punktion (v. a. nicht nach erfolgter Desinfektion).

- Ein steriles Abdecken der Region um die Einstichstelle ist nicht erforderlich (Achtung: bei intraossärer Punktion im klinischen Bereich).
- Kommen Tupfer zum Einsatz, muss unbedingt die sterile Variante verwendet werden.
- Dem Anwender muss bewusst sein, dass es bei diesen kurzen Einwirkzeiten zu keiner Inaktivierung von Viren kommt.

Hautdesinfektion bei der Punktion steriler Körperhöhlen oder Katheteranlagen (z. B. ZVK)

- Ggf. Rasur des Areals.
- Desinfektion (mit eingefärbtem Hautdesinfektionsmittel) des zu punktierenden Areals bzw. benachbarter Strukturen unter Beachtung der Einwirkzeit.
- Bei der Anlage eines Periduralkatheters bzw. bei Spinalanästhesie oder aber einer diagnostischen Lumbalpunktion ist unbedingt auf die Entfernung überschüssigen Desinfektionsmittels zu achten.
- Steriles Abdecken mit entsprechendem Material z. B. Klebefolie oder Tuch.
- Kommen Tupfer zum Einsatz, muss unbedingt die sterile Variante verwendet werden.
- Desinfektionspräparate sollten in geschlossenen Behältnissen aufbewahrt werden.
- Bei der Punktion im Bereich talgdrüsenreicher Areale (z. B. Schweißrinne des Brustkorbs hinten und vorne) sollte man eine längere Einwirkzeit einhalten (siehe Beipackzettel des jeweiligen Präparats).

1.2 Sterile Handschuhe anziehen

1.2.1 Indikationen

- Operationen
- Steriler Verbandwechsel
- Invasive Techniken, z. B. Anlage eines zentralen Venenkatheters (ZVK)

1.2.2 Vorbereitung

- Die Hände sollten nach der Desinfektion trocken sein, denn das erleichtert das Anziehen erheblich.
- Auswahl der korrekten Größe beachten.
- Evtl. ein zweites Paar bereithalten.

1.2.3 Durchführung

- Verpackung der Handschuhe inspizieren (Verfallsdatum, Beschädigungen?)
- Arbeitsfläche zum Ablegen der Packung vorhanden?
- Vorsichtiges, korrektes Öffnen der Handschuhverpackung an vorgesehener Lasche (➤ Abb. 1.5a–d)

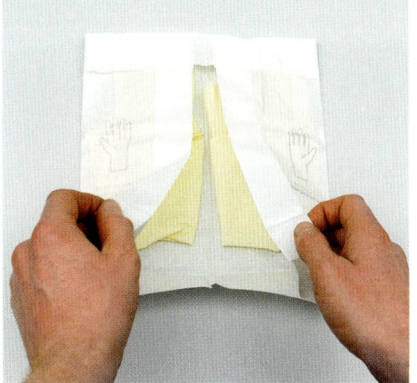

Abb. 1.5a Steriles Schutzpapier, in dem die Handschuhe verpackt sind, vorsichtig entfalten, ohne dabei mit den Handschuhen in Kontakt zu kommen.

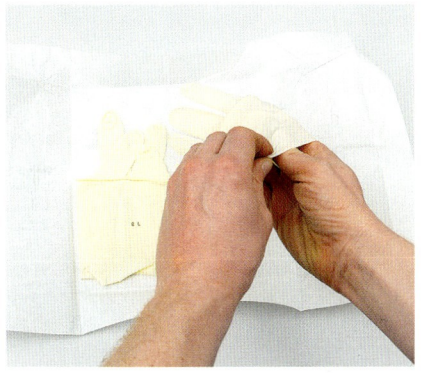

Abb. 1.5b Den Handschuh mit Daumen, Zeige- und Mittelfinger an der umgeschlagenen (später unsterilen) Innenseite fassen, vorsichtig mit der anderen Hand in den Handschuh schlüpfen und den Schaft nach oben ziehen.

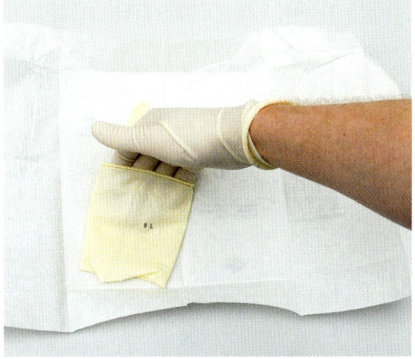

Abb. 1.5c Nun mit der (sterilen) behandschuhten Hand unter die Umstülpung des noch verbleibenden zweiten Handschuhs greifen.

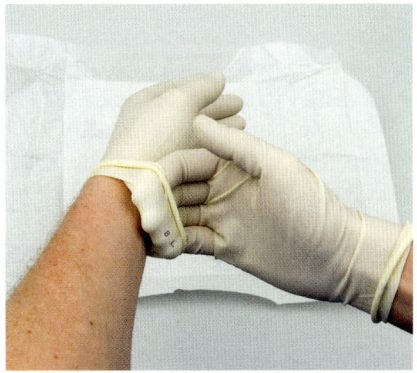

Abb. 1.5d Mit der anderen Hand in den Handschuh schlüpfen und ebenfalls dessen Schaft (ohne Hautkontakt) nach oben ziehen. [K115]

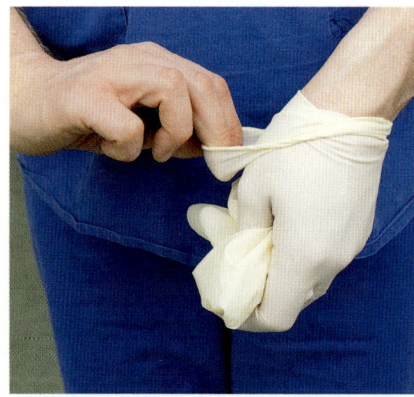

Abb. 1.6 Handschuh ausziehen. [K115]

1.3 Handschuhe aus-ziehen – Durchführung

- Ersten Handschuh am oberen äußeren Rand des Handschuhschafts fassen und ausziehen.
- Der bereits ausgezogene Handschuh verbleibt schützend in der noch behandschuhten Hand.
- Nun fasst die unbehandschuhte Hand (am oberen Rand) in die Innenseite des zweiten noch anliegenden Handschuhs und zieht diesen aus, wobei der ausgezogene Handschuh schützend im zweiten eingebettet ist und es somit zu keiner Kontamination der nun ungeschützten Hände kommen kann (> Abb. 1.6).
- Hygienische Händedesinfektion bei stark schweißigen Händen: Zuvor die Handflächen mit einem Papierhandtuch trocknen.

1.4 Safety First – Persönliche Schutzausrüstung

Tab. 1.1 Empfohlene Schutzausrüstung für Pflegepersonal

Schutzart	Anwendungsgebiet
Unsterile Einmalhandschuhe	• Bei jedem Patientenkontakt • Bei jedem Kontakt mit Körperflüssigkeiten • Während Reinigungsarbeiten
Sterile Einmalhandschuhe	• Operationen • Steriler Verbandwechsel • Anlage Blasendauerkatheter • Invasive Techniken, z. B. ZVK-Anlage
Mundschutz/Masken	• Operationen • Bei Patienten mit massivem Husten; für Personal/Patient • Multiresistenter Staphylococcus aureus (MRSA) • Invasive Techniken, z. B. ZVK-Anlage • Spritzende Blutungen • Bluthusten • Influenza (besondere Masken vorgeschrieben!) • Offenes Absaugen von Mund und Rachen oder bei Übernahme der Mundpflege
OP-Mütze	• Operationen • MRSA • Invasive Techniken, z. B. ZVK
Schutzbrille	• Spritzende Blutungen (bzw. Körperflüssigkeiten) • Airway-Management • Bluthusten
Körperschutz (Schutzkittel, Overalls und Schürzen)	• MRSA • Spritzende Blutungen • Invasive Techniken, z. B. ZVK-Anlage • Patientenwaschung • Notfallgeburt

1.5 Nadelstichverletzung

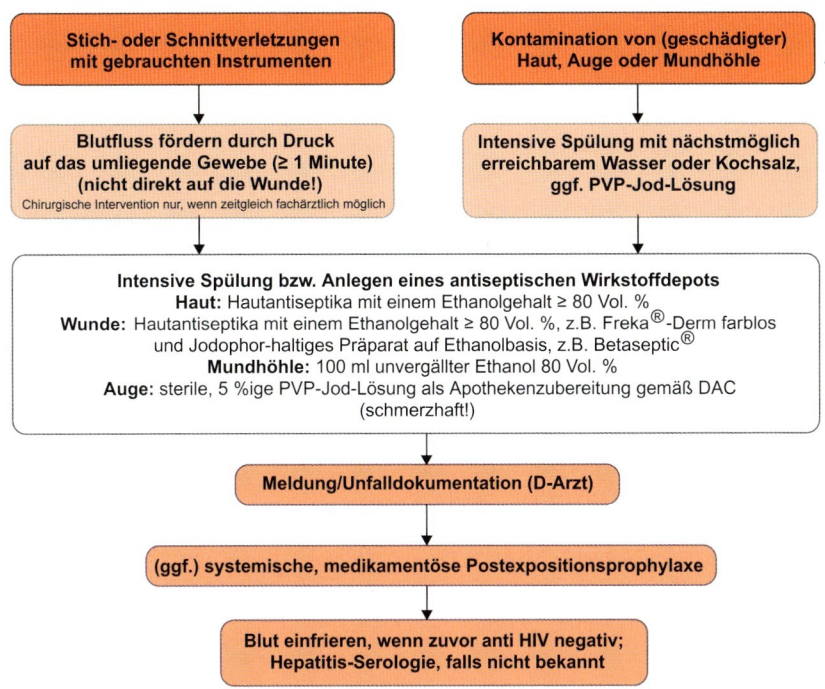

Abb. 1.7 Sofortmaßnahmen bei Stich- oder Schnittverletzungen oder bei Kontakt mit Blut. [L157]

1.6 Verbandwechsel gemäß der Non-touch-Technik

! CAVE
Unsterile Materialen dürfen die Wunde bzw. das betroffene Areal niemals berühren!

Bei diesem Verfahren wird die Wunde bzw. das betroffene Areal ausschließlich nur mit sterilen Handschuhen bzw. sterilen Instrumenten berührt und versorgt. Jeglicher Kontakt mittels bloßer, unsteriler Hände muss unterbleiben!
Folgende Kombinationen sind somit zulässig:

- Unsterile Handschuhe in Kombination mit sterilem Instrumentarium
- Sterile Handschuhe und sterile Tupfer, Kompressen

1.6.1 Grundsätzliches

- Patienten über die geplante Prozedur informieren bzw. auf ständige Kommunikation während der gesamten Versorgung achten. So bekommt man frühzeitige Informationen über Schmerzen oder z. B. über zu straff angelegte Verbände.
- Falls diese Prozedur mit starken Schmerzen einhergeht, frühzeitig einen Arzt informieren oder Bedarfsmedikation verabreichen.

- Prozedur genau planen.
- Vorbereitung der benötigten Utensilien und benötigtes Material prüfen, bevor man das Patientenzimmer betritt.
- Utensilien auf einem mit Flächendesinfektionsmittel gereinigten Tablett anrichten.
- Persönliche Schutzausrüstung beachten.
- Spitzabwurf bereitstellen!
- Fenster und Türen im Patientenzimmer schließen.
- Ausreichende Beleuchtung gewährleisten.
- Für rückenschonende Arbeitshöhe sorgen.
- Lagerung des Patienten für die durchzuführende Prozedur sicherstellen.
- Flüssigkeitsundurchlässige Unterlagen bereithalten.
- Aufwändige Verbandwechsel immer zu zweit durchführen.
- Extreme Verkrustungen an der Wunde/dem Verband mit physiologischer Kochsalzlösung anfeuchten, um sie besser zu lösen.
- Zu versorgendes Areal gründlich inspizieren (Entzündungszeichen usw.).
- Falls Abstrich gewünscht, sollte dieser vor der Wundreinigung erfolgen.
- Kontaminierte Handschuhe sofort nach erfolgter Tätigkeit entsorgen!
- Wundareal nicht betupfen, sondern wischen.
- Kontaminierte Materialen, z. B. Kompressen, Platten oder Tupfer, sofort fachgerecht entsorgen.
- Nach Reinigung des Wundareals abschließende Inspektion durchführen (korrekt positionierte Klammern oder korrekt sitzende Fäden, z. B. bei ZVK, beachten).
- Eigentliche, an die Wunde adaptierte Versorgung durchführen.
- Passenden Wundverband aufbringen.
- Handschuhe ausziehen und entsorgen.
- Hygienische Händedesinfektion durchführen.
- Dokumentation.

Aseptische Wunden

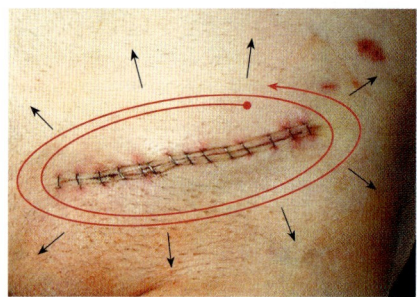

Abb. 1.8 Aseptische Wunden werden stets von innen nach außen gereinigt. [K115]

Septische Wunden

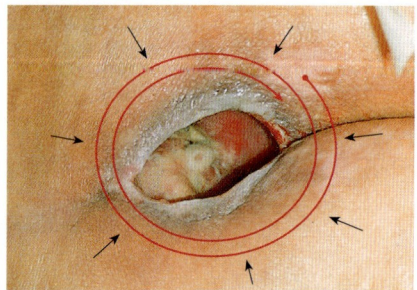

Abb. 1.9 Septische Wunden werden stets von außen nach innen gereinigt. [K115]

Nachfolgend wird ein Verbandwechsel in Non-touch-Technik exemplarisch am Beispiel einer liegenden peripheren Venenverweilkanüle beschrieben.

1.6.2 Material

- Händedesinfektionsmittel
- Unsterile Einmalhandschuhe
- Ggf. Spitzabwurfbox
- Entsorgungswagen (Mülltrennung)
- Hautdesinfektionsmittel
- Frischer Folienverband (transparentes Fixierpflaster)
- Sterile Kugeltupfer
- Sterile Pinzette (oder sterile Handschuhe)

- Pflasterstreifen zur zugentlastenden Fixierung des Infusionsschlauchs

1.6.3 Durchführung Verbandwechsel

- Hygienische Händedesinfektion
- Patienten über Verbandwechsel informieren
- Unsterile Handschuhe anziehen
- Alten Verband abnehmen und entsorgen
- Einstichstelle auf etwaige Entzündungszeichen inspizieren, z. B. Rötung, Schwellung, Verdickungen bei etwaiger paravenöser Lage der Venenverweilkanüle
- Handschuhwechsel

- Einstichstelle mit Hautdesinfektionsmittel satt benetzen
- Areal mittels steriler Pinzette (alternativ: sterile Handschuhe) und sterilen Kugeltupfern reinigen
- Wischrichtung von innen nach außen
- Pro Wischgang einen neuen sterilen Tupfer verwenden!
- Schutzfolie des transparenten Fixierpflasters entfernen und dieses in korrekter Kleberichtung aufbringen (Einstichstelle muss sichtbar und beurteilbar sein)
- Zugentlastung mittels Pflasterstreifen für Infusionsleitung
- Einmalhandschuhe ausziehen
- Müll und Instrumente fachgerecht entsorgen
- Hygienische Händedesinfektion
- Dokumentation

KAPITEL

2 Arzneimittel vorbereiten

Viele der im vorliegenden Buch bearbeiteten Maßnahmen werden nach Delegation von der Pflegekraft ausgeführt. Ihr obliegt dann die sogenannte Durchführungsverantwortung, d.h., sie muss das jeweilige Medikament hinsichtlich seiner Wirkung und Nebenwirkungen kennen und bei Komplikationen Erstmaßnahmen ergreifen können. Das Pflegepersonal kann eine nicht zu verantwortende Maßnahme ablehnen, ohne dafür arbeitsrechtliche Folgen befürchten zu müssen.

2.1 Allgemeines

Der Arbeitsplatz, an die Medikamenten vorbereitet werden, sollte u. a. nachfolgende Anforderungen erfüllen:
- Helle Räumlichkeit ohne Zugluft
- Möglichkeit der Händedesinfektion, -waschung und -pflege
- Handschuhe zum Eigenschutz in allen Größen (auch i. v.-Medikamente können transdermal aufgenommen werden)
- Großzügige Arbeitsfläche (die vor und nach jeder Benutzung mit Flächendesinfektionsmittel gereinigt wird)
- Schutzbrillen und Augenspülset in Reichweite, Einwegschürzen
- Spitzabwurfbehälter, Entsorgungswagen (Mülltrennung!)

Grundlage für das Vorbereiten eines jeden Medikaments ist die schriftliche und deutlich lesbare Anordnung durch einen Arzt.

Folgende Punkte müssen niedergeschrieben sein:
- Handelsname oder Wirkstoff des Medikaments
- Konzentration des Medikaments (z.B. Heparin 25.000/Heparin 250.000)
- Dosierung des Medikaments (z.B. 3 × 1 Amp.)
- Applikationsweg (z.B. s.c.)
- Applikationszeitraum (z.B. 1.000 ml über 8 Stunden)
- Arztunterschrift mit Datum und Uhrzeit

Aus Sicherheitskautelen für Patienten und Anwender muss die sogenannte **6-R-Regel** mehrfach vor dem Verabreichen der Medikamente geprüft werden:
- **R**ichtiger Patientenname (z.B. Koch, Tilo oder Koch, Timo)?
- **R**ichtiges Medikament (z.B. Metamizol oder Methizol®)?
- **R**ichtige Applikationsform (z.B. per os oder i. v.)?
- **R**ichtige Dosierung (z.B. 0,1 g oder 1,0 g)?
- **R**ichtiger Zeitpunkt (z.B. Verabreichungsintervall bei Antibiosen)?
- **R**ichtige Dokumentation?

Dokumentiert werden zeitnah und in der patientenzugehörigen Akte
- Name und Dosierung des Medikaments,
- Applikationsform und -zeit,
- Applikationsort (z.B. rechter Unterbauch bei s. c.-Injektionen),
- Folgen der Applikation (zu erwartende und unerwünschte),
- Kürzel oder Unterschrift der Pflegekraft.

Zudem obliegt es der ausführenden Pflegekraft, das Medikament optisch zu beurteilen. In der Regel ist die Substanz klar und frei von Ausflockungen. Trübung oder Verfärbungen deuten auf einen beginnenden Zerfall des Wirkstoffs oder auf Inkompatibilitäten der Medikamente untereinander hin. Bei mangelnder Erfahrung empfiehlt es sich, den Beipackzettel zu studieren und folgende Stichpunkte zu überprüfen:

- Verfalldatum (Verpackung und Ampulle)
- Einhaltung des Verwendungsintervalls bei Multidosenampullen
- Mögliche Färbung, Trübung oder Fällung (bestimmte Medikamente/Infusionen kristallisieren) einer Lösung
- Transportschäden

Bei bisher nicht beobachteten Auffälligkeiten die Chargennummer notieren, den Arzt informieren und Rückgabe des Medikaments an die Apotheke, versehen mit einer Beschreibung der Substanzveränderung (z. B. Färbung, Trübung, Fällung).

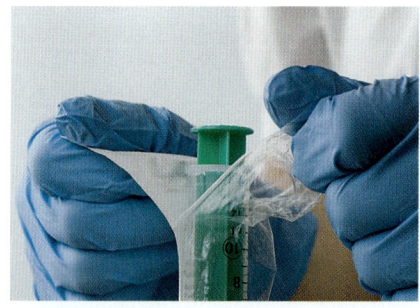

Abb. 2.1 Sachgemäßes Öffnen der Einwegverpackung. [J795]

!CAVE
Grundsätzlich müssen alle sterilen Einwegprodukte an der dafür vorgesehenen Lasche geöffnet werden (➤ Abb. 2.1)! Das Verpackungspapier darf aus hygienischen Gründen nicht durchbrochen werden.

Wichtig ist, die Ampullen erst kurz vor der Applikation vorzubereiten, um Inkompatibilitäten und Reaktionen des Medikaments mit Sauerstoff, Licht und Temperatur zu verhindern.

2.2 Substanzen aus Ampullen aufziehen

2.2.1 Material

- Unsterile Handschuhe zum Eigenschutz
- Händedesinfektionsmittel
- Flächendesinfektionsmittel
- Hautdesinfektionsmittel
- Tupfer
- Angeordnetes Medikament
- Aufziehkanüle(n)
- Applikationskanüle (s. c., i. m., i. v.)
- Spike
- Spritze entsprechender Größe (2 ml, 5 ml, 10 ml, 20 ml)
- Spitzabwurf, Entsorgungswagen (Mülltrennung!)

2.2.2 Gebräuchliche Ampullenvariationen

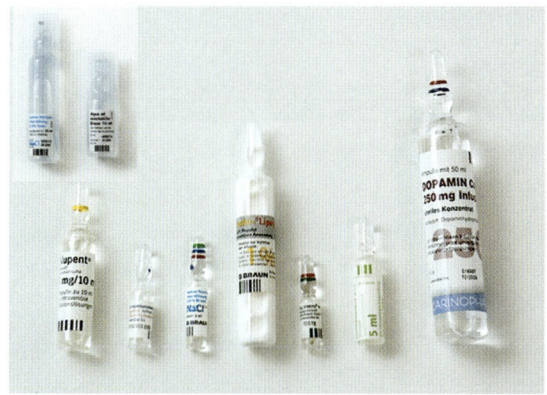

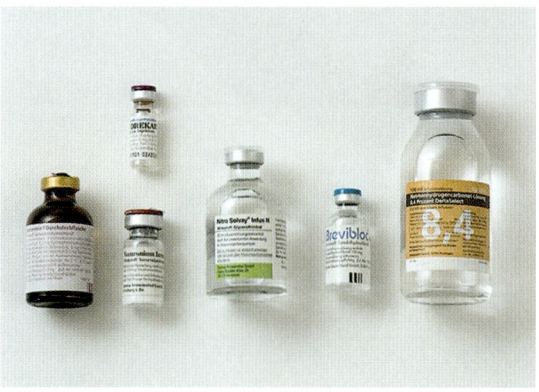

Abb. 2.2 Brechampullen aus Glas, Plastikampullen, Stechampullen mit Metalllasche oder Flip-off-Verschluss. [J795]

2.2.3 Aufziehen aus Glasampullen

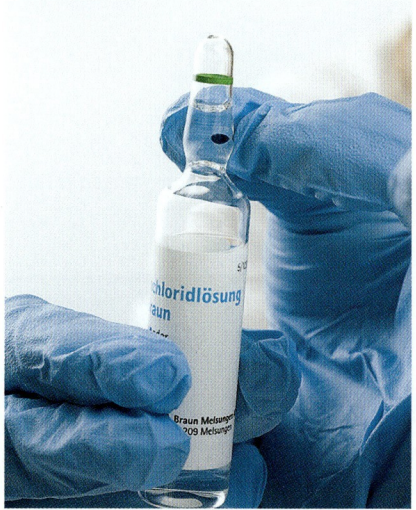

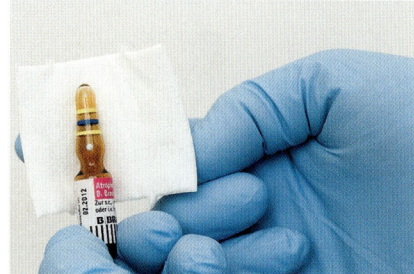

Abb. 2.4a Die Sollbruchstelle ist in der Regel durch einen farbigen Ring am Ampullenhals oder durch einen Punkt am Köpfchen der Ampulle gekennzeichnet. Dieser Punkt muss dem Anwender zugewandt sein, die Bruchrichtung erfolgt entgegen dieser Markierung.

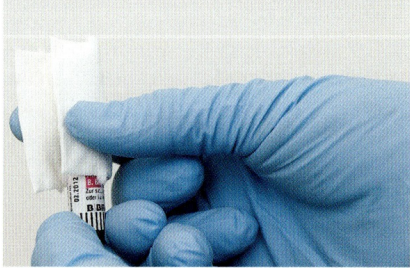

Abb. 2.4b Zum Schutz des Anwenders (Vorsicht: Schnittverletzung!) bitte immer einen Tupfer um den Ampullenhals legen.

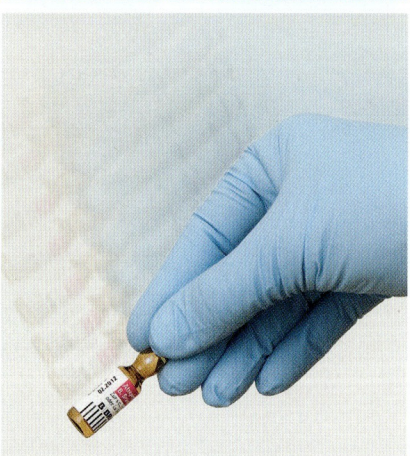

Abb. 2.3 Sicherstellen, dass sich kein Lösungsinhalt im Ampullenkopf, sondern gänzlich im Glaskörper befindet. Ein behutsames Beklopfen der Ampulle, aber auch ein eher schwungvolles Herunterschütteln aus dem Handgelenk kann Lösungsrückstände in den Glaskörper transferieren. [J795, K115]

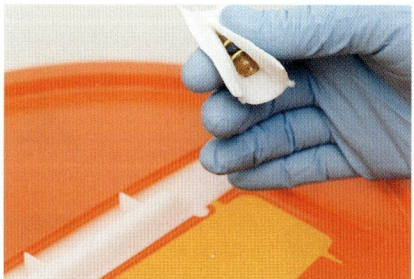

Abb. 2.4c Der Kopf der Ampulle wird nun vom Anwender wegweisend aufgebrochen und der abgetrennte Ampullenkopf mit dem Tupfer im Spitzabwurf entsorgt. [K115]

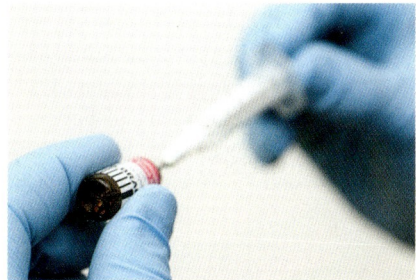

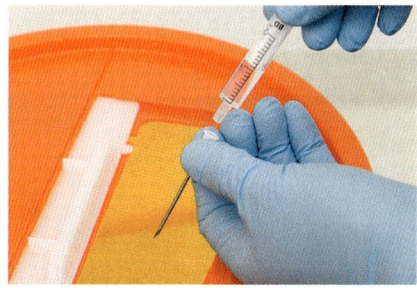

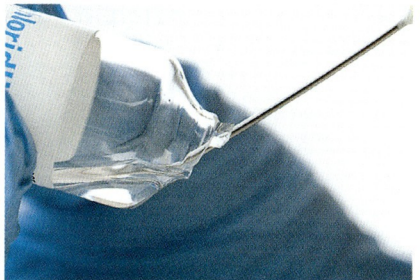

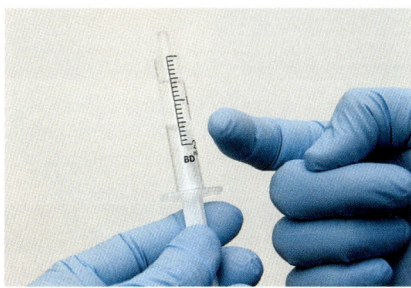

Abb. 2.5 Nachdem Spritze und Aufziehkanüle hygienisch und sachgemäß geöffnet und konnektiert wurden, wird das Medikament restlos durch Aspiration aufgezogen. Beim Einführen der Kanüle darf der Ampullenhals nicht berührt werden. Das Handling während der Aspiration erfolgt in Abhängigkeit von der Ampullengröße. [K115, J795]

Abb. 2.6 Oben: Entsorgung der Aufziehkanüle (ohne recapping!) im Spitzabwurfbehälter. Unten: Lufteinschlüsse, die sich nach dem Aufziehen noch in der Spritze befinden, lockern sich durch sachtes Beklopfen gegen den Spritzenzylinder und können leicht herausgespritzt werden. Wichtig ist hierbei, den Spritzenkonus nach oben zu richten, um ein Verspritzen der Injektionslösung zu vermeiden. [K115]

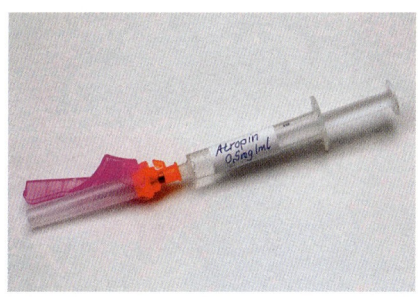

Abb. 2.7 Nun die Applikationskanüle mit der Spritze verbinden, dabei zur Wahrung der Hygiene die Luer-Lock-Verbindung nicht mit den Fingern berühren. Die vorbereitete Spritze wird mit einem Klebeetikett versehen (Graduierung dabei nicht zukleben), auf dem der Name des Medikaments und die Dosierung gut lesbar sind. (Zusätzlich immer die aufgezogene Ampulle vorzeigen, wenn eine dritte Person die Injektion durchführt!). [K115]

Werden mehrere Medikamente für unterschiedliche Patienten vorbereitet, muss jede Spritze nicht nur mit Injektionsinhalt, sondern auch mit dem Vor- und Nachnamen des Patienten und der entsprechenden Zimmernummer beschriftet sein.

2.2.4 Aufziehen aus Stech-ampullen

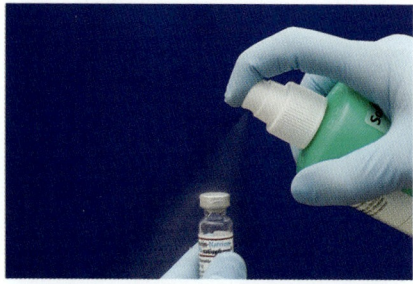

Abb. 2.8a Entfernen der Metallfolie oder des Flip-off-Verschlusses. Desinfektion der Gummimembran unter Einhaltung der Einwirk- und Trockenzeit.

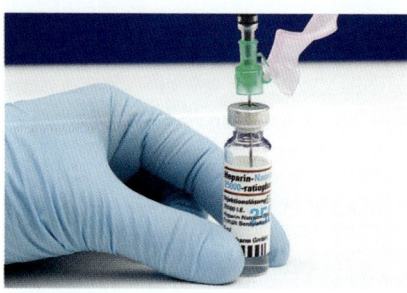

Abb. 2.8b Nachdem Spritze und Aufziehkanüle hygienisch und sachgemäß geöffnet und konnektiert wurden, durchsticht der Anwender die Gummimembran von oben her. Die Ampulle steht dabei fest auf der Arbeitsfläche und kann mit der nicht zum Aufziehen genutzten Hand fixiert werden, damit sie nicht umfällt.

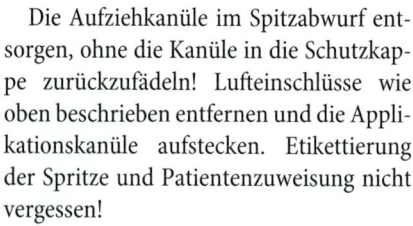

Die Aufziehkanüle im Spitzabwurf entsorgen, ohne die Kanüle in die Schutzkappe zurückzufädeln! Lufteinschlüsse wie oben beschrieben entfernen und die Applikationskanüle aufstecken. Etikettierung der Spritze und Patientenzuweisung nicht vergessen!

2.2.5 Mehrfachaufziehen aus Stechampullen

- Entfernen der Metallfolie oder des Flip-off-Verschlusses. Desinfektion der Gummimembran unter Einhaltung der Einwirk- und Trockenzeit (➤ Abb. 2.8a).
- Die Schutzkappe des Spikes wird geöffnet. Erst dann kann die ordnungsgemäß ausgepackte Spritze aufgesetzt werden.
- Das Medikamentenreservoir wird „auf den Kopf gestellt", sodass ein Aufziehen möglich ist (➤ Abb. 2.8c).

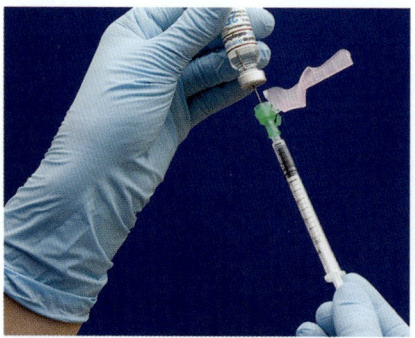

Abb. 2.8c Anschließend wird die Ampulle mit der spritzenfreien Hand „auf den Kopf gestellt" und das Medikament durch Zurückziehen des Spritzenkolbens aufgezogen. Bei manchen Ampullen befindet sich eine Aussparung im Gummi im Glasanteil, damit eine restlose Entleerung erfolgen kann. [K115]

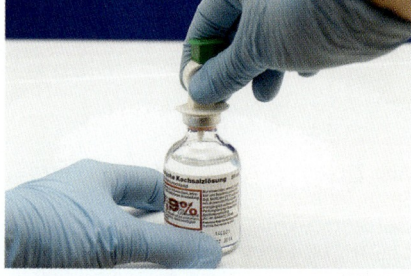

Abb. 2.9 Wurde der Spike hygienisch und sachgerecht geöffnet, wird er mit leichtem Druck von oben durch die Gummimembran geschoben. Die spikefreie Hand fixiert dabei die fest auf der Arbeitsfläche stehende Ampulle. [K115]

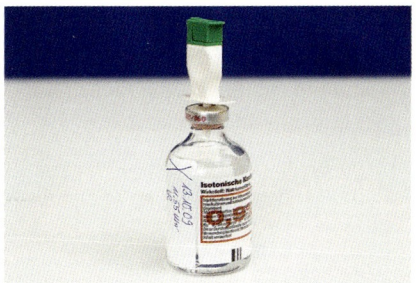

Abb. 2.10 Anschließend die Applikationskanüle mit der Spritze konnektieren. Etikettierung der Spritze und Patientenzuweisung nicht vergessen! Abschließend die Verschlusskappe des Spikes schließen. Die Ampulle mit Datum und Uhrzeit des Anbruchs und Signatur des Anwenders versehen (Herstellerangaben zu Lagerung und Haltbarkeit nach Anbruch berücksichtigen). [K115]

2.2.6 Tipps und Tricks aus der Praxis

- Sollten durch das Aufbrechen der Ampulle Glassplitter in das Innere des Glasröhrchens gelangen, muss die Ampulle entsorgt werden.
- Bzgl. der Nutzung bzw. des Umgangs mit Einmalspritzen sollte der Anwender berücksichtigen, dass die Distanz zwischen Kolbenstange und Zylinderwand einer Einmalspritze 0,3 mm beträgt. Das bedeutet für die Praxis: Wird ein Medikament aufgezogen, kommt es durch die Hand des Anwenders zu einer Kontamination der Kolbenstange. Während der Injektion des Arzneimittels wird ein aktiver Druck auf die Kolbenstange ausgeübt, welcher in der Folge zu einer Verformung des Zylinders führt. Aus dem eben beschriebenen Vorgang ergibt sich eine nicht zu unterschätzende Verunreinigung des Zylinders mit dem beinhalteten Pharmakon. Diese Tatsache unterstreicht: „Single use" und keine Mehrfachaspiration!
- Auf das vielfach beschriebene Einspritzen von Luft in Stechampullen zur leichteren Aspiration sollte zugunsten

der Hygiene verzichtet werden. Luft und Hände sind nicht steril! Günstiger erscheint die Verwendung eines Spikes.
- Die Medikamentenentnahme aus Glasampullen ist ohne Verwendung einer Aufziehkanüle nie (!) steril (an den unsterilen Ampullenhals denken).

2.3 Trockensubstanzen lösen

2.3.1 Material

- Unsterile Handschuhe zum Eigenschutz
- Händedesinfektionsmittel
- Flächendesinfektionsmittel
- Hautdesinfektionsmittel
- Tupfer
- Aufziehkanüle
- Spritze entsprechender Größe (2 ml, 5 ml, 10 ml, 20 ml)
- Überlaufkanüle
- Angeordnetes Medikament
- Ggf. Lösungsmittel (in der Regel NaCl 0,9 %, bzw. Aqua ad iniectabilia oder Glukose 5 %)
- Spitzabwurf, Entsorgungswagen (Mülltrennung!)

2.3.2 Durchführung

Trockensubstanzen werden in drei Varianten angeboten:
1. Die Trockensubstanz befindet sich in einer Brechampulle.
2. Die Trockensubstanz befindet sich in einer kleinen (≤ 20 ml) Stechampulle.
3. Die Trockensubstanz befindet sich in einer Stechampulle/Flasche (> 20 ml und ≤ 100 ml).

Bei Variante 1 und 2 erfolgt die das Lösen analog zum „Aufziehen aus Glasampullen" (➤ Abb. 2.3) und „Aufziehen aus Stechampullen" (➤ Abb. 2.8a–c), jedoch mit der Abweichung, dass noch ein steriles Lösungsmittel vor der Aspiration zugesetzt wird.

Die dritte Möglichkeit eignet sich besonders gut für die Vorbereitung von (Kurz-) Infusionslösungen, z. B. zur intravenösen Antibiotikatherapie (➤ Abb. 2.11a–d).

• Entfernung der Metallfolien oder der Flip-off-Verschlüsse. Desinfektion der Gummimembranen unter Einhaltung der Einwirk- und Trockenzeit.

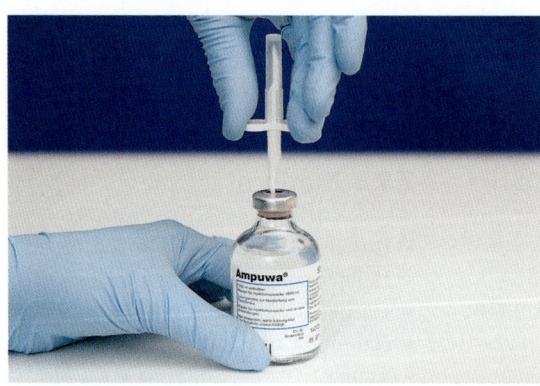

Abb. 2.11a Nachdem die Überlaufkanüle sachgerecht aus der Verpackung entnommen und einseitig die Schutzhülle des ersten Dorns entfernt wurde, durchsticht man primär die Gummimembran der Lösungsmittelampulle. Die kanülenfreie Hand fixiert die auf der Arbeitsplatte stehende Flasche.

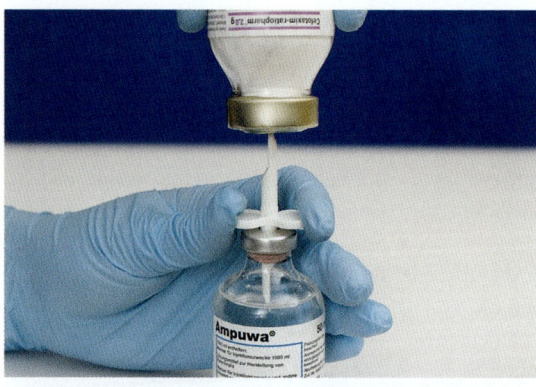

Abb. 2.11b Anschließend wird die Schutzhülle des gegenüberliegenden Dorns entfernt. Die linke Hand (bei Rechtshändern) fixiert gleichzeitig den Dorn und die angestochene Lösungsmittelampulle. Die rechte Hand stülpt die Ampulle mit der Trockensubstanz auf den zur Decke zeigenden Dorn.

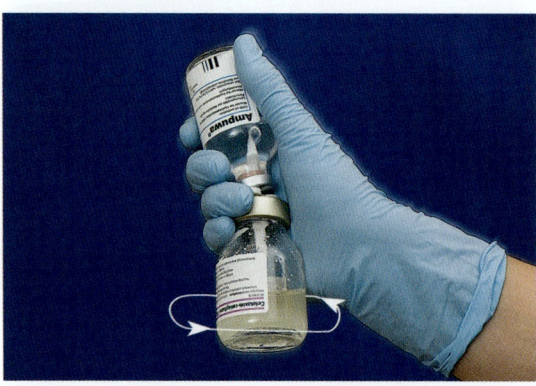

Abb. 2.11c Im Anschluss werden die nun verbundenen Ampullen wie eine Sanduhr gedreht. Um den Lösungsprozess zu beschleunigen, kann die Lösung sachte geschwenkt werden.

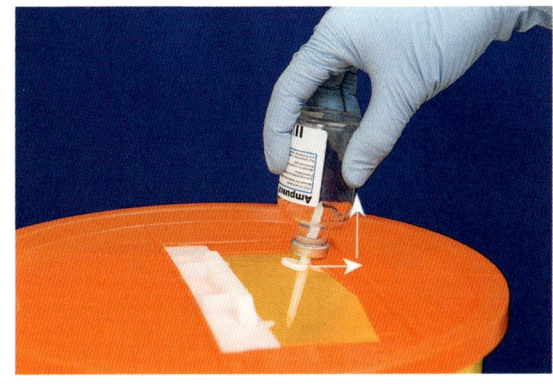

Abb. 2.11d Nach makroskopischer Auflösung der Trockensubstanz wird die Überlaufkanüle im Verbund mit der leeren Ampulle entfernt und korrekt entsorgt. [K115]

2.3.3 Tipps und Tricks aus der Praxis

• Wenn vorhanden, bitte immer das in der Originalpackung enthaltene Lösungsmittel verwenden. Bei Unsicherheit, wie das entsprechende Medikament gelöst werden muss, lesen Sie den Beipackzettel.
• Bevor das jeweilige Medikament verabreicht wird, muss sichergestellt sein, dass alle festen Bestandteile gelöst wurden.

2.4 Flüssigkeiten mischen

2.4.1 Material

• Unsterile Handschuhe zum Eigenschutz
• Hände-/Hautdesinfektionsmittel
• Flächendesinfektionsmittel
• Tupfer, Aufziehkanüle
• Spritze entsprechender Größe (2 ml, 5 ml, 10 ml, 20 ml)
• Spritze für Spritzenpumpe
• Überlaufkanüle, ggf. Spike
• Angeordnete Medikamente
• Evtl. Trägersubstanz
• Spitzabwurf, Entsorgungswagen (Mülltrennung!)

2.4.2 Durchführung: Flüssigkeiten mischen am Beispiel einer Adrenalininfusion mit 10 mg

Nachfolgend wird der Vorgang des Mischens von flüssigen Medikamenten am Beispiel einer Adrenalininfusion dargestellt. Bedingt durch die stark ausgeprägte vasoaktive Wirkung des Präparats muss besonders exakt aufgezogen werden.

• Sachgerechtes und hygienisches Entdeckeln der Mehrdosenampullen, beide werden nach Desinfektion der Gummimembran (Einwirkzeit beachten!) mit einem Spike versehen.
• Erneute (seitliche) Desinfektion der geöffneten Luer-Lock-Anschlüsse der Spikes.
• Anschließend wird die Perfusorspritze über den Dreh-Luer-Lock mit der Trägerlösung (NaCl 0,9 %) verbunden; dann 40 ml durch Aspiration aufziehen.
• Danach wird die 10 ml Spritze mit dem Steck-Luer-Lock der Adrenalinampulle konnektiert und 10 ml (= 10 mg) Adrenalin abgezogen (➤ Abb. 2.12).
• Kanüle und leere Spritze werden entsprechend entsorgt, noch vorhandene Luft aus der Perfusorspritze entfernt. Nach Etikettierung die Spritze umgehend der Weiterverwendung zuführen.

2

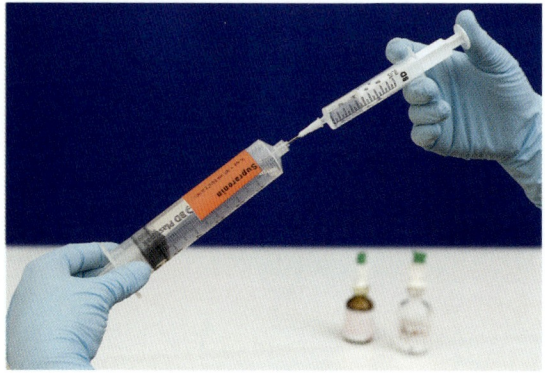

Abb. 2.12 Die mit Adrenalin befüllte Spritze wird mit einer kleinlumigen Kanüle versehen. Dann wird das Medikament über den männlichen Luer-Lock der Perfusorspritze langsam in selbige gespritzt. Dabei ist auf eine streng hygienische Durchführung und die akkurate Dosierung zu achten! [K115]

- Werden andere Medikamente aufgezogen, empfiehlt sich die Nutzung der mitgelieferten Aufziehkanüle der Perfusorspritze. Der Vorgang entspricht dann den zuvor beschriebenen Techniken „Aufziehen aus Glasampullen" (➤ Abb. 2.3, ➤ Abb. 2.4a–c) bzw. „Aufziehen aus Stechampullen" (➤ Abb. 2.8a–c).

2.4.3 Tipps und Tricks aus der Praxis

- Bei Verwendung einer Trägerlösung wichtig: Erst die Trägersubstanz und danach das gewünschte Medikament aufziehen!
- Werden verschiedene Wirkstoffe miteinander kombiniert, muss die Kompatibilität von der Hausapotheke schriftlich bestätigt werden. In manchen Kliniken herrscht die juristisch begründete Regel, dass alle mischbaren Medikamente von der Apotheke vorbereitet und in lichtgeschützten und patientenbezogenen Kisten der Station zugesandt werden müssen.

2.5 Mehrkammerbeutel mischen

2.5.1 Material

- Unsterile Handschuhe zum Eigenschutz
- Hände-/Hautdesinfektionsmittel
- Flächendesinfektionsmittel
- Angeordnete Infusionslösung
- Entsorgungswagen (Mülltrennung!)

2.5.2 Durchführung

- Umverpackung des Infusionsbeutels entfernen, dabei Einrisskerben (und niemals eine Schere) verwenden. Inspektion des Beutels auf evtl. Transportschäden (z. B. Mischung der jeweiligen Infusionslösung durch perforierte Kammern).
- Infusionsbeutel auf mögliche Leckagen zur Atmosphäre und auf Ausflockungen überprüfen. Alsbald der Weiterverwendung zuführen.

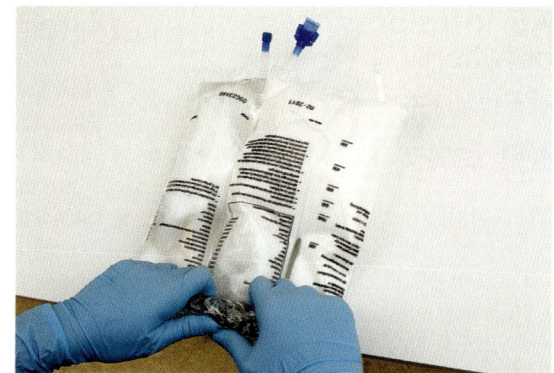

Abb. 2.13a Der Mehrkammerbeutel wird nach Angaben der Hersteller zur Infusion vorbereitet. In der
Regel müssen die Kammern durch
ein Aufrollen des Beutels in Richtung Zuspritz-/Infusionsport zum
Perforieren gebracht werden.

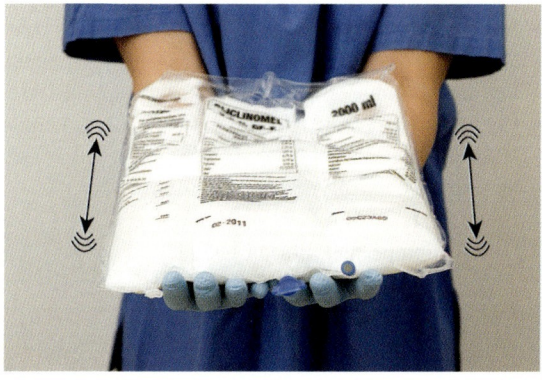

Abb. 2.13b Durch mehrfaches
Drehen und Schwenken des Beutels
wird eine gründliche Durchmen-
gung der Komponenten gewähr-
leistet. [K115]

2.5.3 Tipps und Tricks aus der Praxis

- Wurden Mehrkammerbeutel durch den Transport oder falsche Lagerung beschädigt, dürfen sie nicht zur Infusion verwendet werden. Grund hierfür ist eine mögliche Keimbesiedlung (besonders bei fetthaltigen Lösungen) bzw. Interaktion der Lösungen untereinander.

! CAVE
Es kann zu Verwechslungen kommen! Hoch-kalorische Lösungen müssen über einen zentralen Venenkatheter verabreicht werden! Einige Pharmafirmen bieten inzwischen Ernährungslösungen an, die über eine periphere Vene verabreicht werden können. In der Regel ist dies auf der jeweiligen Infusion gesondert vermerkt.

- Häufig werden in Mehrkammerbeuteln zusätzlich Substanzen, z.B. Insulin oder Spurenelemente, zugesetzt. Auch hier muss streng hygienisch vorgegangen werden, um eine Kontamination zu vermeiden. Um ein keimfreies Arbeiten zu gewährleisten, sollte hierfür der Zuspritzport und für das Infusionsbesteck der dafür vorgesehene Infusionsport genutzt werden. Der Vorgang ähnelt dem „Substanzen in laufenden Infusion zumischen" (➤ Kap. 2.7). Auf Inkompatibilitäten achten!
- Bei Anwendung von Ernährungslösungen immer(!) eine Infusionspumpe verwenden. Die Angaben der Hersteller zur Infusionsgeschwindigkeit sind zu beachten.

2.6 Infusionssystem befüllen

2.6.1 Spritze für Spritzenpumpe

Material

- Unsterile Handschuhe zum Eigenschutz
- Händedesinfektionsmittel
- Flächendesinfektionsmittel
- Hautdesinfektionsmittel
- Tupfer
- Angeordnete(s) Medikament(e)
- Spritze (50 ml) für Spritzenpumpe
- Perfusorleitung
- Ggf. Rückschlagventil, Octopus, Drei-Wege-Hahn, IN-Stopfen
- Spitzabwurf, Entsorgungswagen (Mülltrennung!)
- Spritzenpumpe, ggf. Infusionsständer

Durchführung

- Das Aufziehen der Perfusorspritze erfolgt analog zu den zuvor beschriebenen Maßnahmen. Je nach Medikament muss die entsprechende Technik angewendet werden.
- Anschließend wird die Perfusorleitung hygienisch korrekt aus der Verpackung entnommen. Hierbei muss besonders darauf geachtet werden, dass beide Luer-Lock-Ansätze nicht berührt werden dürfen (➤ Abb. 2.14a–b).
- Zum Abschluss nochmals die Etikettierung und die Unversehrtheit des Spritzensystems überprüfen. Umverpackung materialgerecht entsorgen. Umgehende Verwendung des Spritzensystems.

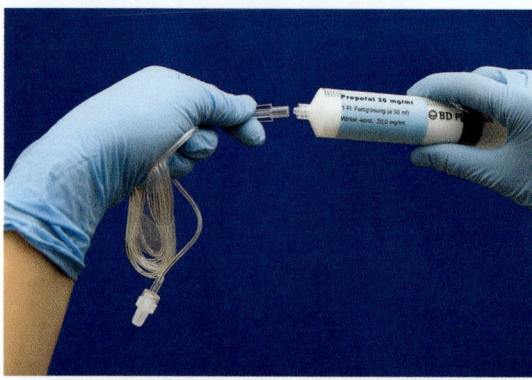

Abb. 2.14a Der männliche Luer-Lock-Ansatz der Spritze wird mit dem weiblichen Anschluss des Überleitungsschlauchs konnektiert. Verbindungsstücke zum Kontaminationsschutz nicht mit den Fingern berühren! Die Verwendung eines Rückschlagventils verhindert eine retrograde Infusion (von Blut oder benachbarten Pharmaka) und sollte zum Schutz des Patienten mit angeschlossen werden.

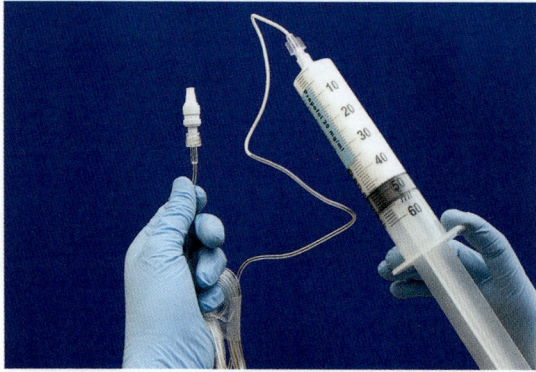

Abb. 2.14b Um die Überleitung zu entlüften, muss das Spritzensystem aufgerichtet werden, hierbei müssen der Spritzenkonus und das Rückschlagventil deckenwärts zeigen. Die Luft wird nun durch sanften Druck auf den Spritzenkolben entleert. [K115]

Tipps und Tricks aus der Praxis

Umfassen mehrere Medikamente das Therapieschema, muss zur Vermeidung von Verwechslungen ebenfalls eine Beschriftung am patientennahen Teil der Überleitung erfolgen.

2.6.2 System mit Flasche oder Beutel zur Tropfinfusion

Material

- Unsterile Handschuhe zum Eigenschutz
- Hände-/Hautdesinfektionsmittel
- Flächendesinfektionsmittel
- Ggf. Tupfer
- Angeordnete Infusionslösung
- Schwerkraftinfusionsleitung

- Ggf. Rückschlagventil, Octopus, Drei-Wege-Hahn
- Spitzabwurf, Entsorgungswagen (Mülltrennung!)
- Infusionsständer mit Infusionshose

Durchführung

- Verschlussdeckel/-kappe der Infusion entfernen, ggf. Desinfektion der Gummimembran unter Einhaltung der Einwirk- und Trockenzeit (Sterilitätsangaben der Hersteller beachten!). Optische Beurteilung der Infusion auf Unversehrtheit.
- Etikettierung der Infusion nicht vergessen und alsbald der Weiterverwendung zuführen.

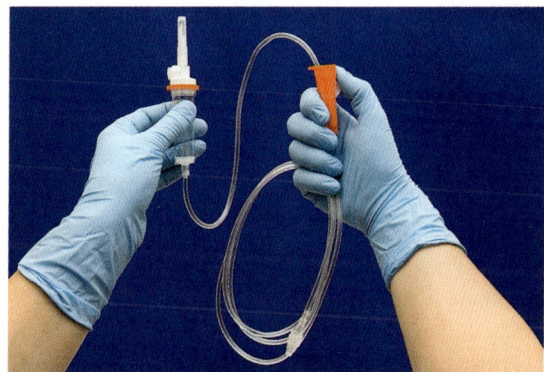

Abb. 2.15a Hygienisch einwandfreie Öffnung der Umverpackung der Schwerkraftinfusionsleitung. Verschließen des Luftfilters und der Rollenklemme.

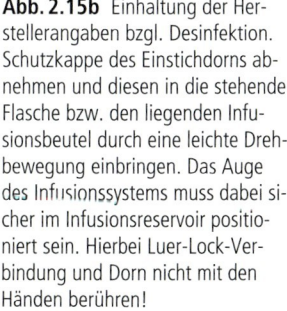
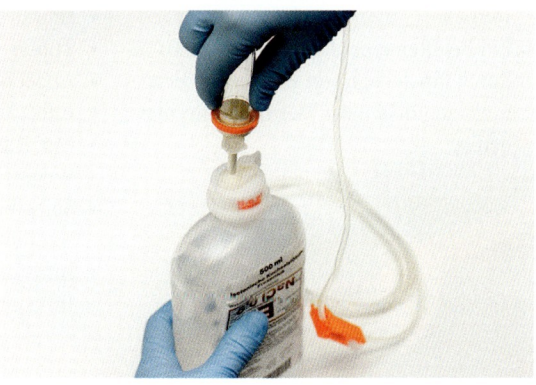

Abb. 2.15b Einhaltung der Herstellerangaben bzgl. Desinfektion. Schutzkappe des Einstichdorns abnehmen und diesen in die stehende Flasche bzw. den liegenden Infusionsbeutel durch eine leichte Drehbewegung einbringen. Das Auge des Infusionssystems muss dabei sicher im Infusionsreservoir positioniert sein. Hierbei Luer-Lock-Verbindung und Dorn nicht mit den Händen berühren!

2

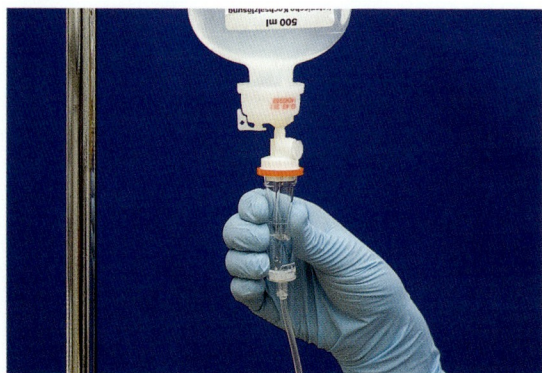

Abb. 2.15c Infusionssystem aufhängen und die Tropfkammer durch mehrfache Kompression bis zur Markierung füllen. Bakterienfilter öffnen (Ausnahme: Infusionsbeutel! Der Druckausgleich wird hier durch ein Zusammenziehen des Beutels bewirkt).

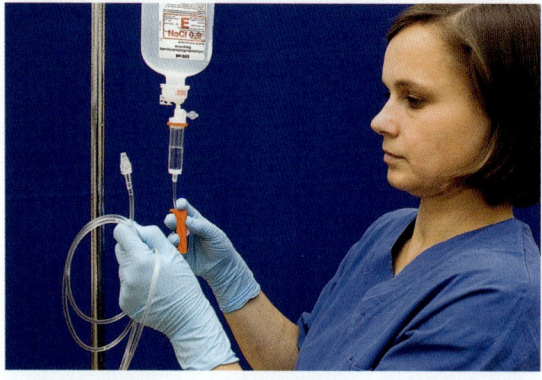

Abb. 2.15d Durch Öffnen der Rollenklemme wird das System von Luft befreit. Nach Entlüftung Rollenklemme schließen. [K115]

Tipps und Tricks aus der Praxis

- Die bettseitige Entlüftung des Infusionssystems minimiert das Kontaminationsrisiko.
- Der Entlüftungsprozess kann durch ein Heben und Senken des Luer-Lock-Ansatzes verlangsamt bzw. beschleunigt werden.
- Ein Belüften einer laufenden Infusion durch Einstechen von Einwegkanülen muss zugunsten der Sterilität unterbleiben.

2.6.3 System mit Flasche/ Beutel für Infusionspumpe

Material

- Unsterile Handschuhe zum Eigenschutz
- Händedesinfektionsmittel
- Flächendesinfektionsmittel
- Hautdesinfektionsmittel
- Tupfer
- Angeordnete Infusionslösung
- Infusionsleitung für Pumpensysteme
- Ggf. Rückschlagventil, Octopus, Drei-Wege-Hahn, IN-Stopfen
- Spitzabwurf, Entsorgungswagen (Mülltrennung!)
- Infusionspumpe, Infusionshose, ggf. Infusionsständer

Durchführung

- Verschlussdeckel/-kappe der Infusion entfernen, ggf. Desinfektion der Gummimembran unter Einhaltung der Einwirk- und Trockenzeit (Sterilitätsangaben der Hersteller beachten!). Optische Beurteilung der Infusion auf Unversehrtheit.
- Hygienisch einwandfreies Öffnen der Umverpackung der Infusomatleitung, Verschließen des Luftfilters und der Rollenklemme.
- Durch Öffnen der Rollenklemme wird das System von Luft befreit. Nach Entlüftung Rollenklemme schließen.
- Etikettieren der Infusion nicht vergessen und alsbald der Weiterverwendung zuführen.

Tipps und Tricks aus der Praxis

Einige Medikamente neigen nach dem Auflösen zur Gasbildung. Ein Überdruck im Infusionssystem mit Flüssigkeitsaustritt aus dem Bakterienfilter kann die Folge sein. Die Barrierefunktion des Infusionsfilters ist damit nicht mehr intakt und das System muss entsorgt werden (> Abb. 2.17).

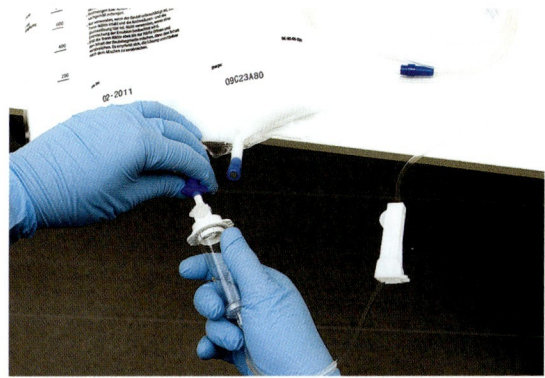

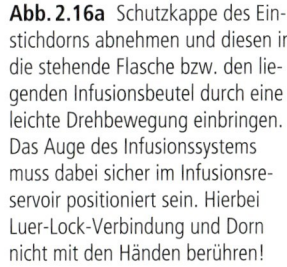

Abb. 2.16a Schutzkappe des Einstichdorns abnehmen und diesen in die stehende Flasche bzw. den liegenden Infusionsbeutel durch eine leichte Drehbewegung einbringen. Das Auge des Infusionssystems muss dabei sicher im Infusionsreservoir positioniert sein. Hierbei Luer-Lock-Verbindung und Dorn nicht mit den Händen berühren!

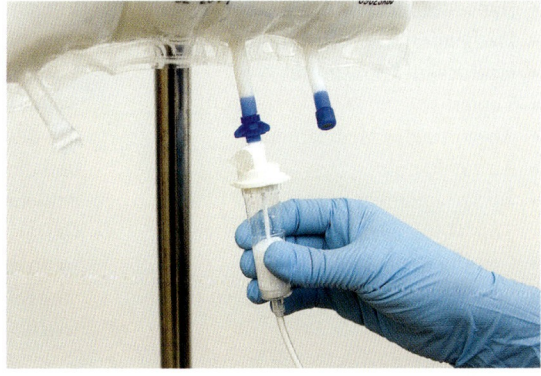

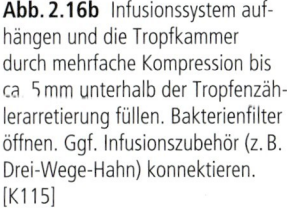

Abb. 2.16b Infusionssystem aufhängen und die Tropfkammer durch mehrfache Kompression bis ca. 5 mm unterhalb der Tropfenzählerarretierung füllen. Bakterienfilter öffnen. Ggf. Infusionszubehör (z. B. Drei-Wege-Hahn) konnektieren. [K115]

2

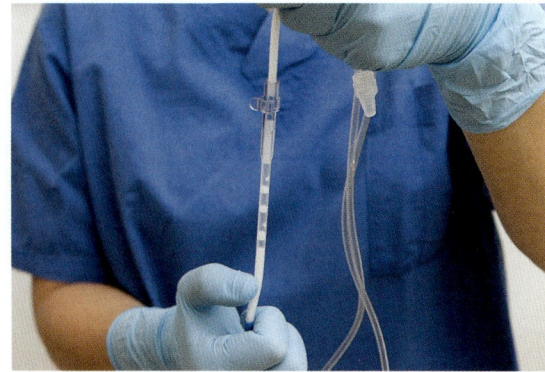

Abb. 2.17 Gern sammeln sich mehr oder weniger große Luftblasen im Softzwischenstück, welches später in der Infusionspumpe arretiert wird. Die Bläschen können durch leichtes Spannen der Leitung und sanftes Zupfen (ähnlich dem Gitarre spielen) mobilisiert werden. Der patientennahe Teil der Softleitung muss dabei zur Decke gerichtet sein. [K115]

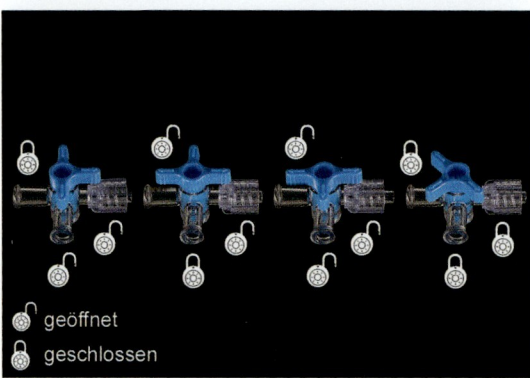

geöffnet

geschlossen

Abb. 2.18 Manche Krankheiten erfordern die zeitgleiche Gabe verschiedener Medikamente. Eine Möglichkeit, Arzneistoffe parallel zu verabreichen, bietet der Drei-Wege-Hahn. Manchmal sorgt diese praktische Vorrichtung jedoch (gerade bei Lernenden) für Verwirrung. Hier sollen daher barrierefreie und nicht mögliche Flussrichtungen bei der jeweiligen Hähnchen(ein)stellung aufgezeigt werden. [K115]

2.7 Substanzen in laufende Infusion zumischen

2.7.1 Material

- Unsterile Handschuhe zum Eigenschutz
- Händedesinfektionsmittel
- Flächendesinfektionsmittel
- Hautdesinfektionsmittel
- Tupfer
- Angeordnetes Medikament
- Aufziehkanüle
- Spritze entsprechender Größe (2 ml, 5 ml, 10 ml, 20 ml)
- Ggf. Überlaufkanüle
- Spitzabwurf, Entsorgungswagen (Mülltrennung!)

2.7.2 Durchführung

- Zu Beginn muss die Kompatibilität der Medikamente/Lösungen untereinander durch die Apotheke oder anhand des Beipackzettels geprüft werden.
- Infusion stoppen/Rollenklemme und Infusionsfilter schließen.
- Infusionsflasche/Beutel aus der Halterung entnehmen und auf eine feste Unterlage stellen bzw. legen. Bei Verwendung einer Infusionspumpe zusätzlich den Tropfenzähler dekonnektieren und die Überleitung aus der Pumpe entnehmen.
- Ggf. Desinfektion der Zuspritzpforte, wenn diese bereits benutzt wurde oder eine Infusion aufgesättigt werden soll, welche keinen Zuspritzport besitzt

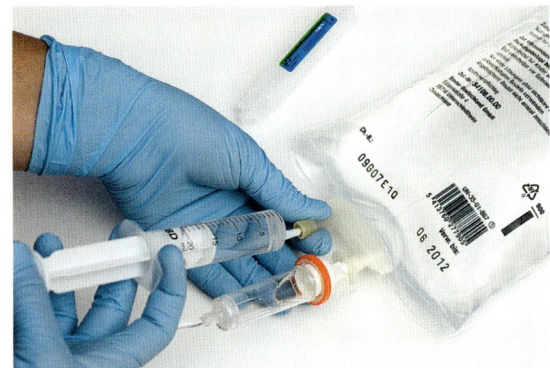

Abb. 2.19 Das zuvor aufgezogene Medikament langsam in die Infusion einspritzen. [K115]

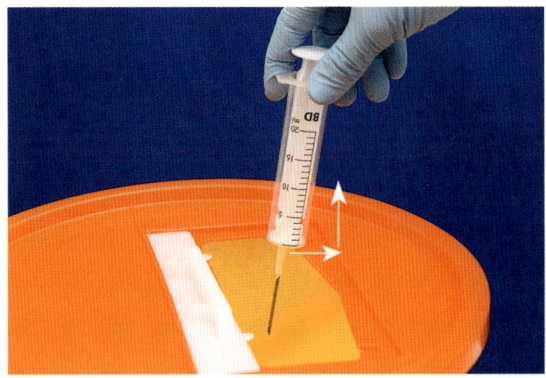

Abb. 2.20 Entleerte Spritze und Kanüle korrekt im Spitzabwurf entsorgen. Etikettierung der Infusionsflasche/des Infusionsbeutels mit Wirkstoff oder Handelsnamen, Dosierung und „Kürzel" der Pflegekraft. [K115]

(Einhaltung der Einwirk- und Trockenzeit!).
- Infusion nun wieder in der Halterung fixieren, Rollenklemme und ggf. Luftfilter öffnen und Infusion fortsetzen.

2.7.3 Tipps und Tricks aus der Praxis

- Bei Verwendung einer Infusionspumpe selbige während der Tätigkeit in den Standby-Modus stellen; so kann die Lärmbelastung für Patienten und Personal minimiert werden.
- Werden größere Mengen einer Substanz verabreicht, kann es nötig sein, die Menge des zur Beimengung angedachten Medikaments vom Infusionsvolumen abzuziehen. Natürlich muss die entsprechende Menge abgezogen werden, bevor(!) das Medikament zugespritzt wird. Nur so kann die genaue Dosierung sichergestellt werden.

3 Subkutane Injektionen

3.1 Definition Injektion (allgemein)

Eine Injektion (Einspritzung) ist die parenterale Verabreichung eines gelösten, sterilen Arzneimittels via Spritze und Hohlnadel in das Gewebe bzw. Gefäßsystem (➤ Abb. 3.1).

3.2 Allgemeine subkutane Injektionen

3.2.1 Definition

Unter subkutaner Injektion versteht man die Einspritzung eines gelösten Medikaments in das Unterhautfettgewebe (Subkutis).

3.2.2 Indikation

- Gabe von Arzneimitteln, wenn der Wirkstoff nicht enteral verabreicht werden kann oder durch Verdauungsenzyme eliminiert werden würde (z. B. Insuline, Heparine)
- Übernahme der Injektion bei eingeschränkter physischer und psychischer Leistungsfähigkeit des Patienten (z. B. Störungen der Grob- und Feinmotorik der oberen Extremität, starke Sehstörungen)

3.2.3 Kontraindikationen

- Ödem
- Hämatom, oberflächlich verlaufende Gefäße („Besenreiser")
- Paretische Körperteile

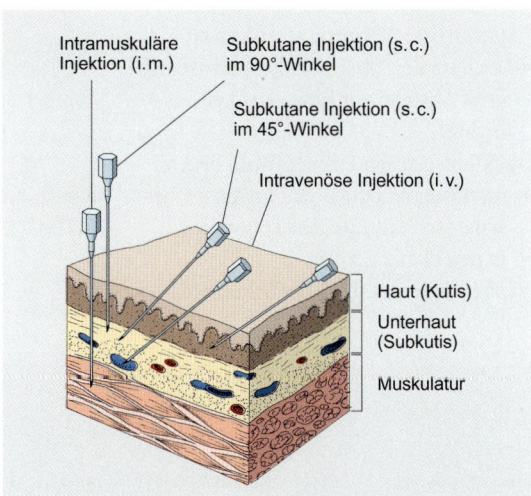

Abb. 3.1 Drei der im Buch vorgestellten Injektionsarten. [L190]

- Frakturen, Verletzungen im Injektions-
  areal
- Umgebung von Operationswunden,
  Rötungen, auch Mückenstiche
- Infiziertes Gewebe, Hautveränderungen
- Narbengewebe, Verhärtungen
- Gebiete nach Lymphektomien (z. B.
  Arm nach Ablatio mammae)
- Unverträglichkeit des Wirkstoffs
- Keine Zulassung für den subkutanen
  Applikationsweg
- Schock
- Keine Einwilligung des Patienten (Ge-
  nehmigung/Einwilligung nach § 223
  STGB)

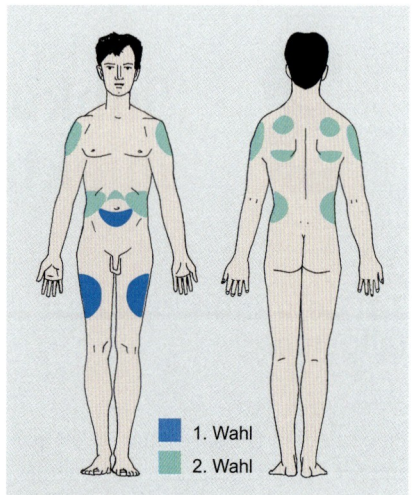

Abb. 3.2 Subkutane Injektionsorte. [L215]

! C A V E
Keine Hautdurchblutung › keine Resorption!

3.2.4 Injektionsorte

Generell ist eine subkutane (s. c.) Injektion
in jedes Körperareal mit einer ausgepräg-
ten Subkutis möglich. Um jedoch Komplikationen zu minimieren, sollten Injektionsorte (➤ Abb. 3.2) der ersten Wahl bevorzugt und Spritzenkalender (➤ Abb. 3.3)
verwendet werden.
Injektionsorte der ersten Wahl finden sich

- im Abstand von zwei Fingerbreiten
  seitlich und unterhalb des Bauchnabels
  (schnellste Resorptionszeit) sowie
- am lateralen Oberschenkel (eine Handbreit Abstand zur Knie- und Leisten-
  region).

Injektionsorte der zweiten Wahl liegen

- im mittleren Drittel der lateralen Oberarme (schlechteste Resorptionszeit),
- in den Flanken sowie
- ober- und unterhalb der Schulterblätter.

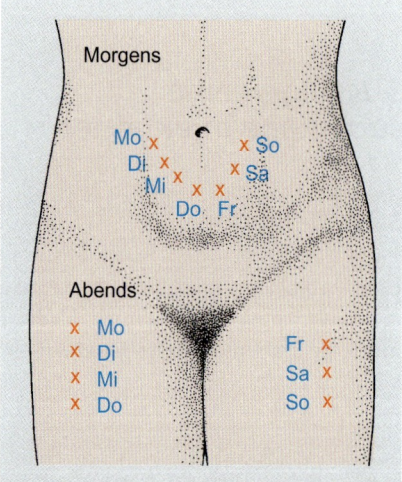

Abb. 3.3 Spritzenkalender. [L190]

3.2.5 Komplikationen und entsprechendes Vorgehen

(➤ Tab. 3.1)

Tab. 3.1 Komplikationen während und nach s. c.-Injektionen und konkrete Maßnahmen

Komplikation	Vorgehen
Brennen während und nach der Injektion durch nicht getrocknetes Desinfektionsmittel	Injektion nur in rückstandslos getrocknetes Desinfektionsmittel
Schmerzen während des Einstechens durch • zu zögerliches Stechen, • zu schnelles Injizieren, • Verletzung eines Hautnervs	Zügiges Einstechen der Kanüle, langsame Injektion (ca. 1 Min. für 2 ml), Injektion sofort beenden
Leichte Nachblutung	Steriler Pflasterverband, Nachkontrolle
Hämatombildung durch Verletzung eines Hautgefäßes	Langsame Injektion, Injektionsorte wechseln (Spritzenkalender), symptomatisch Kühlung oder Heparinsalbenverband
Rötung, Schwellung, Juckreiz nach der Injektion → allergische Reaktion auf das Medikament, ggf. lokale Infektion	Ärztliche Beurteilung vor erneuter Injektion, Einhaltung hygienischer Maßnahmen (z. B. Desinfektion)

3.2.6 Material

- Hände-/Hautdesinfektionsmittel
- Ggf. unsterile Handschuhe
- Sterile Tupfer
- Vorbereitete Spritze mit entsprechendem Arzneimittel und s. c.-Sicherheitskanüle (Vorbereitung kurz vor der Injektion)
- Ggf. Pflasterverband, Spitzabwurfbehälter

3.2.7 Durchführung

Präventive Maßnahmen, z. B. die hygienische Händedesinfektion (➤ Kap. 1.1) und in besonderen Situationen (z. B. bei Patienten mit Hepatitiserkrankung) das Tragen von Schutzhandschuhen, sind obligat. Anschließend: Dokumentation.

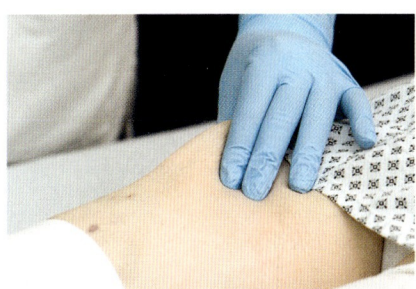

Abb. 3.4b Die nicht zur Injektion benötigte Hand (bei Rechtshändern die linke Hand) formt die Hautfalte mit Daumen und Zeigefinger.

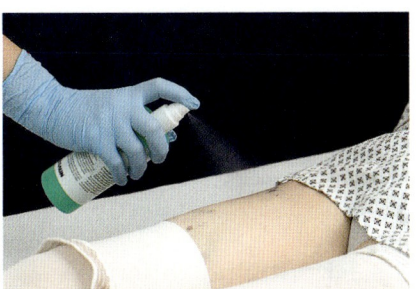

Abb. 3.4a Nachdem der Injektionsort ausgewählt wurde, erfolgt die großzügige Hautdesinfektion unter Beachtung der Einwirk- und Trockenzeit.

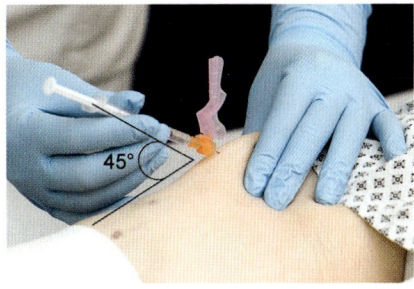

Abb. 3.4c Nun folgt das zügige Einstechen der vorbereiteten Spritze im 45°-Winkel (bei einer Kanülenlänge > 12 mm) oder 90°-Winkel (bei einer Kanülenlänge < 12 mm).

3

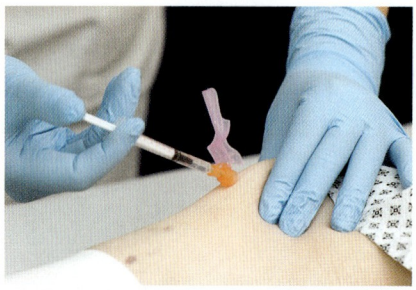

Abb. 3.4d Langsame Injektion des Medikaments, als Faustregel gilt: 1 Minute für 2 ml! Wichtig: Die Hautfalte wird während des gesamten Vorgangs mit der linken Hand gehalten, die rechte Hand fixiert die Spritze, der Daumen drückt den Spritzenkolben herunter, bis die Spritze vollständig entleert ist.

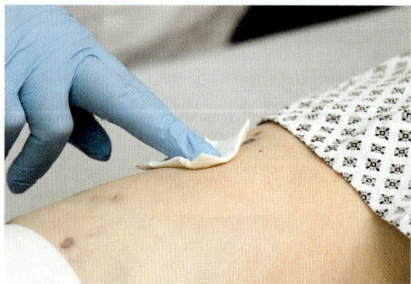

Abb. 3.4e Die Kanüle wird sofort nach Beendigung der Injektion entgegen der Einstichrichtung entfernt, die Hautfalte losgelassen und die Injektionsstelle vorsichtig mit einem Tupfer bedeckt. Anschließend wird die Kanüle sachgemäß im Spitzabwurfbehälter entsorgt. [K115]

3.2.8 Tipps und Tricks aus der Praxis

- Achtung: Die Aspirationsprobe (zur Vermeidung einer intravasalen Applikation) wird bei Verabreichung von Antikoagulanzien nicht mehr empfohlen. Begründet wird dies durch den erzeugten Unterdruck im Kapillarnetz während der Aspiration („Ansaugen"), welcher die Hämatombildung begünstigt und zu Gewebeschäden führt.
- Ach das lange gelehrte Komprimieren der Injektionspforte und das kreisförmige Verreiben des Arzneistoffes nach

der Injektion soll vermieden werden, da auch dies die Hämatombildung fördert.
- Häufig erhalten Patienten nicht nur mehrfach täglich Insulin, sondern auch (parallel) gerinnungsfördernde Präparate. In diesen Fällen müssen unterschiedliche Applikationsorte gewählt werden, um die Resorptionsleistung nicht einzuschränken und um eventuelle Unverträglichkeiten der Wirkstoffe untereinander zu vermeiden.
- Bei stark kachektischen Patienten empfiehlt sich ein Einstichwinkel von 45°. Besondere Sorgfalt muss während der Hautfaltenformung angewendet werden, um i. m.-Injektionen zu vermeiden (die Haut nur zusammenschieben, nicht etwa anheben).

3.3 Injektion mittels Insulinpen

3.3.1 Definition

Gemeint ist die Applikation von Insulin mit einem dafür vorgesehenen Stift (Pen) in die Subkutis.

3.3.2 Indikation

- Übernahme der Injektion bei starker Einschränkung der physischen Leistungsfähigkeit des Patienten (z. B. ausgeprägter Tremor)
- Anleitung des Patienten zur eigenständigen Injektion bei z. B. neu diagnostiziertem Diabetes mellitus

3.3.3 Kontraindikationen

- Hypoglykämie!
- Funktionsstörung des Insulinpens

- Überempfindlichkeit gegen das entsprechende Insulinprodukt oder weitere Inhaltsstoffe
- Störung der Hautdurchblutung (z. B. Schock)
- Umgebung von Operationswunden, Rötungen
- Narbengewebe, Verhärtungen
- Hämatome, oberflächlich verlaufende Gefäße („Besenreiser")
- Ödeme
- Hautdefekte, Entzündungen, Verbrennungen, Infektionszeichen (auch Mückenstiche!)
- Gebiete nach Lymphadenektomien (z. B. Arm nach Ablatio mammae)
- Frakturen, Verletzungen im Injektionsareal
- Ablehnung der Injektion durch den Patienten (Genehmigung/Einwilligung nach § 223 STGB)

1. Wahl
2. Wahl

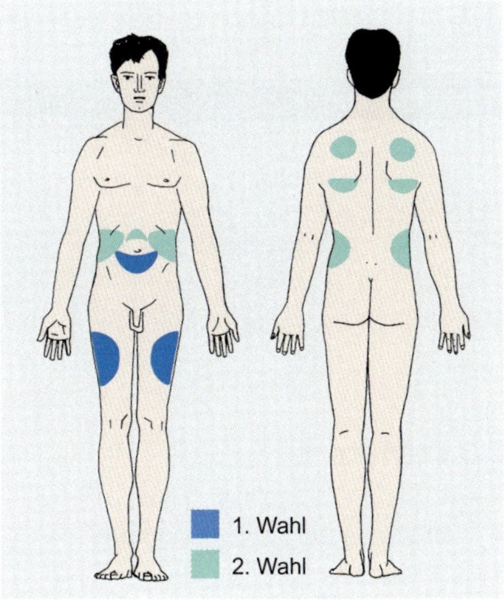

Abb. 3.5 Bevorzugte Insulininjektionsorte. [L215]

Einzige Ausnahme ist die Verabreichung des Insulins in die Subkutis der lateralen Oberarme. Hier ist die Resorption des Medikaments am langsamsten.

3.3.4 Injektionsorte

Für die Verabreichung von Insulin können prinzipiell dieselben Injektionsorte wie in ➤ Kap. 3.2 beschrieben genutzt werden (➤ Abb. 3.5).

3.3.5 Komplikationen und entsprechendes Vorgehen

(➤ Tab. 3.2)

Tab. 3.2 Komplikationen während und nach Insulininjektionen und konkrete Maßnahmen

Komplikation	Vorgehen
Brennen während und nach der Injektion durch nicht getrocknetes Desinfektionsmittel	Injektion nur in rückstandslos getrocknetes Desinfektionsmittel
Schmerzen während des Einstechens durch • zu zögerliches Einstechen, • zu schnelles Injizieren, • Verletzung eines Hautnervs	Zügiges Einstechen der Kanüle, langsame Injektion (ca. 1 Minute für 2 ml), Injektion sofort beenden
Leichte Nachblutung	Steriler Pflasterverband, Nachkontrollen
Hämatombildung durch Verletzung eines Hautgefäßes	Langsame Injektion, Injektionsorte wechseln (Spritzenkalender), symptomatisch Kühlung oder Heparinsalbenverband
Rötung, Schwellung, Juckreiz nach der Injektion → ggf. allergische Reaktion auf das Medikament	Ärztliche Beurteilung vor erneuter Injektion, Einhaltung hygienischer Maßnahmen (z. B. Desinfektion)
Kavernenbildung, Atrophie, Hypertrophie der Subkutis durch zu häufige Injektionen in dasselbe Areal	Regelmäßiger Wechsel der Injektionsstelle

Tab. 3.2 Komplikationen während und nach Insulininjektionen und konkrete Maßnahmen *(Forts.)*

Komplikation	Vorgehen
Noncompliance/Angst des Patienten, die Insulininjektion zu erlernen und/oder selbstständig durchzuführen	Information über die Notwendigkeit der Insulintherapie, langsame und an das Verständnis des Patienten angepasste Erläuterung des Injektionsvorgangs, Stress und Zeitdruck vermeiden! Patienten nicht überfordern, Schritt für Schritt vorgehen

3.3.6 Material

- Hände-/Hautdesinfektionsmittel
- Ggf. unsterile Handschuhe
- Sterile Tupfer
- Insulinpen mit patientenadaptierter Injektionsnadel (➤ Abb. 3.6, ➤ Abb. 3.7)
- Ggf. Pflasterverband, Spitzabwurfbehälter

3.3.7 Durchführung

Präventive Maßnahmen, z. B. die hygienische Händedesinfektion und in besonderen Situationen (z. B. bei Patienten mit Hepatitiserkrankung) das Tragen von Schutzhandschuhen, sind obligat.

Nachdem der Injektionsort ausgewählt wurde, erfolgt die großzügige Hautdesinfektion unter Beachtung der Einwirk- und Trockenzeit.

Anschließend: Dokumentation.

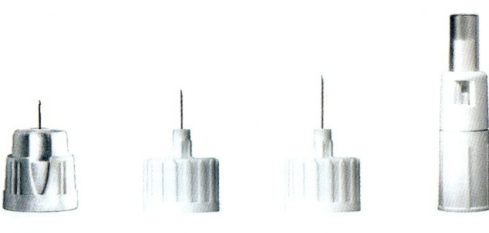

Abb. 3.6 Nadelart: Kinder 0,26 × 6 mm; schlanke Erwachsene 0,3 × 8 mm; kräftige Erwachsene 0,36 × 12 mm. [U107]

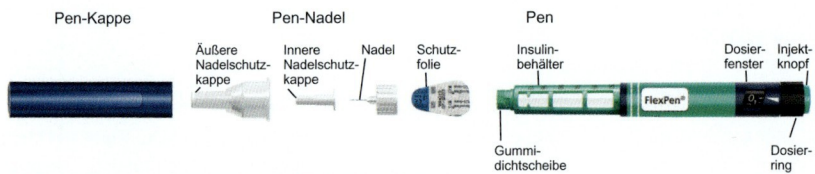

FlexPen® und NovoFine® sind eingetragene Marken der Novo Nordisk A/S, Dänemark

Abb. 3.7 Aufbau eines FlexPen®-Insulinstifts. [U107]

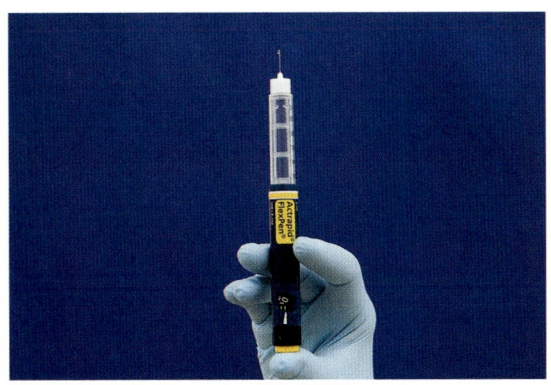

Abb. 3.8a Vorbereitung des Insulinpens zur Injektion: Verschlusskappe entfernen, Desinfektion der Gummimembran, nach Abziehen der Schutzlasche wird die ausgewählte Injektionskanüle gerade und fest aufgeschraubt. Folgend kleine Luftansammlungen werden durch Freispritzen mit 2 IE Insulin entfernt.

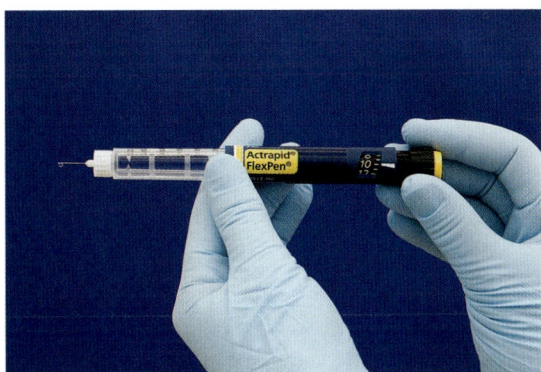

Abb. 3.8b Einstellen der zu verabreichenden Dosis.

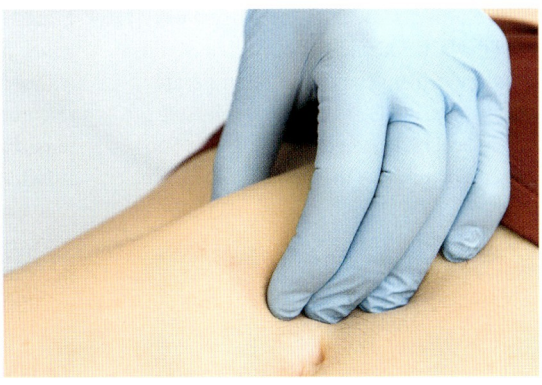

Abb. 3.8c Die nicht zur Injektion benötigte Hand (bei Rechtshändern die linke Hand) formt die Hautfalte mit Daumen und Zeigefinger.

3

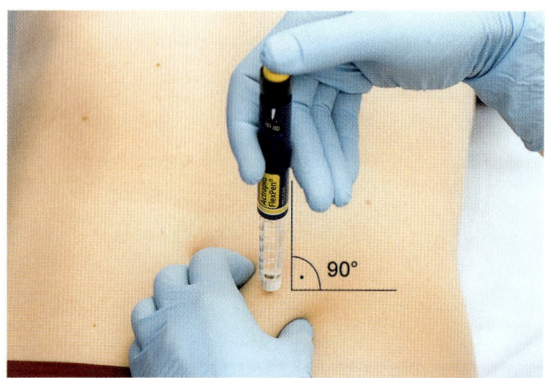

Abb. 3.8d Nun erfolgt die Insertion und Injektion des Insulins durch vollständiges Durchdrücken des Pendruckknopfs.

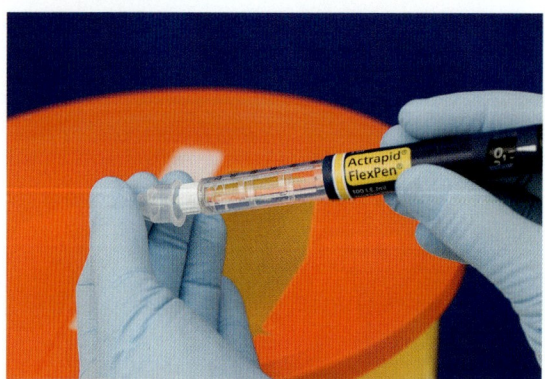

Abb. 3.8e Die Kanüle wird erst ca. 5–10 Sekunden nach Beendigung der Injektion entgegen der Einstichrichtung entfernt, die Hautfalte losgelassen und die Injektionsstelle vorsichtig mit einem Tupfer bedeckt. Anschließend wird die Kanüle sachgemäß unter Verwendung der Kanülenschutzkappe im Spitzabwurfbehälter entsorgt. [K115]

3.3.8 Tipps und Tricks aus der Praxis

- Der Stationsvorrat an Insulinen muss im Kühlschrank (2–8 °C) gelagert werden. Nach Anbruch des Insulins ist die Aufbewahrung bei Zimmertemperatur (bis max. 30 °C, Angaben des Herstellers beachten!) zugelassen, direkte Sonneneinstrahlung meiden.

! CAVE
Regelmäßige Blutzuckerkontrollen und die Beurteilung des Urins (z. B. Azetongeruch) nicht vergessen!

- Insulinpens werden patientengebunden genutzt. Um Verwechslungen zu vermeiden, wird der entsprechende Stift mit Patientenetikett, Datum und Uhrzeit des Anbruchs versehen. Im Gebrauch befindliche Pens dürfen in der Regel 4–6 Wochen verwendet werden (Herstellerangaben sind zu beachten).
- Einige Insulinstifte bieten den Komfort leiser „Klickgeräusche" während der Injektion. Ein leises Mitzählen der verabreichten Insulinmenge dient der Patientensicherheit.
- Im Klinikalltag muss die Injektionskanüle nach jeder Anwendung entsorgt werden.
- Bei Verwendung von langwirksamen Insulinen muss das raumtemperierte Insulin einige Zeit im 90°-Winkel geschwenkt werden, bis die Lösung eine gleichmäßige weißlich-trübe Färbung angenommen hat. Ein Schütteln oder Rollen des Stiftes in der Hand ist zu vermeiden.

4 Intramuskuläre Injektionen

4.1 Intramuskuläre Injektionen beim Erwachsenen

4.1.1 Definition

Unter „intramuskulärer Injektion" versteht man das Einbringen eines gelösten Medikaments mittels steriler Einwegspritze und -nadel in die Skelettmuskulatur.

4.1.2 Indikationen

- Verabreichung von Arzneimitteln, wenn der Wirkstoff nicht enteral, subkutan oder intravenös verabreicht werden kann oder wenn eine gewisse Depotwirkung erwünscht ist
- Gabe von Analgetika oder Depotpräparaten (z. B. Hormonen)
- Impfungen (in der Regel ärztliche Kompetenz)

4.1.3 Kontraindikationen

- Unklarheit über anatomische Strukturen
- Fehlendes Spritzentestat (bei fehlendem Testat nur unter Anleitung und Aufsicht)
- Mangelnde Muskelgröße und -verhältnisse, sodass das Medikament nicht ausreichend resorbiert werden kann

! CAVE

Keine i. m.-Injektionen bei Säuglingen und Kleinkindern unter zwei Jahren vornehmen! Grund hierfür ist die noch nicht hinreichend ausgebildete Muskelmasse der Kinder. Einzige Ausnahme sind Impfungen, die jedoch ausschließlich durch den Arzt und in die Oberschenkelmuskulatur injiziert werden dürfen!

- Unverträglichkeit des Medikaments
- Keine Zulassung für den intramuskulären Applikationsweg
- Störung der Gewebedurchblutung (z. B. Schock)
- (Verdacht auf) Herzinfarkt (durch i. m.-Injektionen falschhohe Laborparameter der herzinfarktspezifischen Enzyme), Schlaganfall, Lungenembolie und Lysetherapie
- Therapie mit Antikoagulanzien (z. B. Cumarine: Falithrom® oder pTT-gesteuerte Heparintherapie)
- Narbengewebe, Hämatome, Ödeme im Injektionsgebiet
- Hautdefekte, Entzündungen, Verbrennungen, Infektionszeichen (auch Mückenstiche!) im Injektionsareal
- Frakturen, Verletzungen, Paresen im Injektionsbereich
- Gebiete nach Lymphadenektomien
- Ablehnung der Injektion durch den Patienten (Genehmigung/Einwilligung nach § 223 STGB)

4.1.4 Injektionsorte

- M. glutaeus medius
- M. vastus lateralis
- M. deltoideus (erste Wahl für Impfungen bei Erwachsenen und älteren Kindern)

4.1.5 Komplikationen und entsprechendes Vorgehen

4.1.6 Material

- Händedesinfektionsmittel
- Unsterile Handschuhe
- Hautdesinfektionsmittel (ggf. gefärbtes)
- Sterile Tupfer
- Vorbereitete Spritze mit entsprechendem Arzneimittel und i. m.-Sicherheitskanüle (Vorbereitung kurz vor der Injektion)
- Ggf. Pflasterverband
- Spitzenabwurfbehälter

Tab. 4.1 Komplikationen während und nach i. m.-Injektionen und konkrete Maßnahmen

Komplikationen	Vorgehen
Brennen während und nach der Injektion durch nicht getrocknetes Desinfektionsmittel	Injektion nur in rückstandslos getrocknetes Desinfektionsmittel
Sofortschmerz bei Insertion, Parästhesien in Verlaufsrichtung des Nervs, ggf. Sofortlähmung, auch subakutes Auftreten möglich: Nervenläsion	Fehlerfreie Injektionstechnik, strenges Ausmessen der Injektionsstelle, Injektion sofort beenden, Arzt informieren
Aseptische Muskelnekrose (spontaner Ge-webetod) durch das injizierte Medikament, z. B. Kortikoide	Strenge Indikationsstellung für Kortikoidinjektionen, sehr langsame Injektion, genaue Bestimmung der Injektionsstelle, ggf. chirurgisches Konsil
Spritzenabszess (langanhaltender, zunehmender Schmerz im Injektionsareal, u. U. lange Beschwerdefreiheit nach der Injektion)	Einhalten hygienischer Maßnahmen, fehlerfreie Injektionstechnik, chirurgisches Konsil (Frühinzision!)
Abbrechen der Kanüle (sehr selten!)	Optische Beurteilung der Kanüle, psychische Führung und zweite Person zum Fixieren eines Säuglings oder Kleinkinds; Kanüle nie vollständig einstechen; bei Kanülenabbruch wenn möglich, abgebrochene Nadel sofort entfernen; ist dies nicht möglich, Insertionsstelle markieren, Arzt informieren, Lagekontrolle der Kanüle durch Röntgen in zwei Ebenen
Punktion von Gefäßen, Hoigné-Syndrom, Nicolau-Syndrom	Zur Prävention immer(!) Aspirationsprobe, bei Ansaugen von Blut Injektionsnadel sofort entfernen, Spritze mit Medikament verwerfen und an anderer Stelle erneut versuchen
Hämatombildung nach der Injektion durch Verletzung eines Hautgefäßes	Langsame Injektion, symptomatische Kühlung oder Heparinsalbenverband, kontrollieren
Muskelkaterähnlicher Schmerz mit Schwellung und lokaler Hitze nach Impfungen	Symptomatische Kühlung, wenn keine Besserung, nach drei Tagen ärztl. Konsil (Ausschluss Spritzenabszess)

4.1.7 Injektionstechniken

Die ventrogluteale Methode nach Arthur von HOCHSTETTER

- Orientierungspunkte: Spina iliaca anterior superior, Crista iliaca und Trochanter major.
- Der Patient liegt ruhig in Seitenlage, Beine und Knie sind leicht angewinkelt, das Gesäß ist dem Injizierenden zugewandt.
- Die linke Hand liegt flach auf der rechten Gesäßhälfte des linksgelagerten Patienten (in Rechtsseitenlage entsprechend die rechte Hand auf der linken Gesäßhälfte); die Kuppe des Zeigefingers ruht auf der Spina iliaca ant. sup., der Mittelfinger zieht entlang der Crista iliaca bis zur maximalen Spreizung beider Finger.
- Anschließend wird die Hand leicht nach distal gezogen, bis der Handballen auf dem Trochanter major liegt; der

Zeigefinger ruht während dieser Bewegung auf der Spina iliaca ant. sup.
- Der Injektionspunkt befindet sich im distalen Drittel des durch Zeige- und Mittelfinger gebildeten Dreiecks; dieser wird sacht mit dem Fingernagel markiert.
- Insertionswinkel: 90° zur Hautoberfläche.

Die ventrogluteale Methode nach Peter SACHTLEBEN (Crista-Methode)

- Orientierungspunkte: Crista iliaca, Eminentia cristae iliacae und Trochanter major.
- Der Patient liegt ruhig in Seitenlage, Beine und Knie sind leicht angewinkelt, das Gesäß ist dem Injizierenden zugewandt.
- Die linke Hand liegt flach auf der rechten Flanke des links gelagerten Patien-

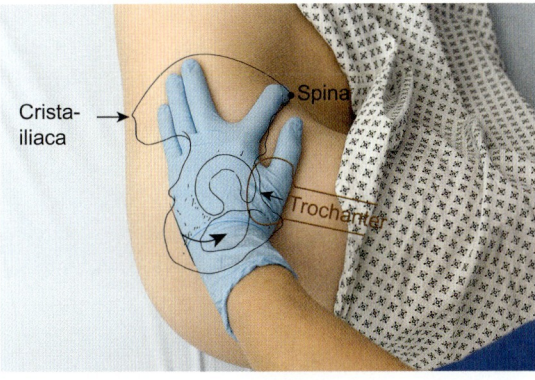

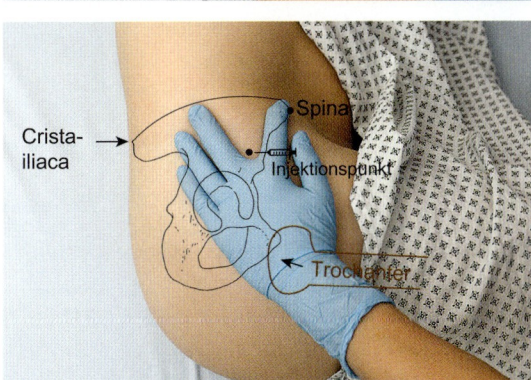

Abb. 4.1 Fachgerechtes Aufsuchen des Injektionspunktes zur ventroglutealen Injektion nach Hochstetter. [K115]

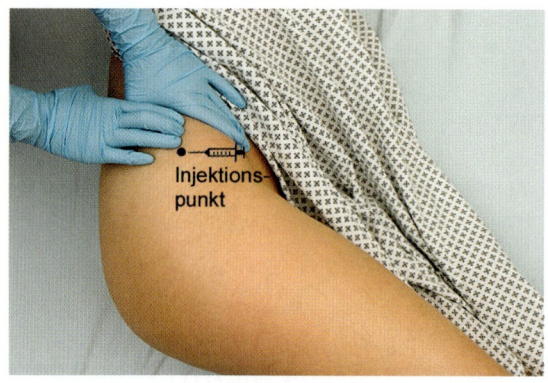

Abb. 4.2 Fachgerechtes Aufsuchen des Injektionspunktes zur ventroglutealen Injektion nach Sachtleben. [K115]

ten; Zeigefinger und Daumen folgen dabei dem anatomischen Verlauf der Crista iliaca (in Rechtsseitenlage folglich die rechte Hand auf der linken Flanke); das Zeigefingergrundgelenk liegt auf Höhe der Eminentia cristae iliacae.

- Der Injektionspunkt liegt auf einer gedachten Geraden, ausgehend von der höchsten Erhebung des Darmbeinkamms (Eminentia) in Richtung Trochanter major.

Bei Erwachsenen und Kindern	> 150 cm Körpergröße	3 Fingerbreit (ca. 7,5 cm)
Bei Kindern	> 100 cm Körpergröße	2 Fingerbreit (ca. 5,0 cm)
Bei Kindern	< 100 cm Körpergröße	1 Fingerbreit (ca. 2,5 cm)

- Der Injektionspunkt wird sacht mit dem Fingernagel markiert.
- Injektionswinkel: 90° zur Hautoberfläche.

Injektion in die Oberschenkelmuskulatur nach Arthur von HOCHSTETTER

- Orientierungspunkte: Trochanter major und Patella.
- Der Patient liegt entspannt auf dem Rücken, sein zur Injektion bevorzugtes

Bein wird leicht angewinkelt und nach innen rotiert.

- Bei einer Injektion des rechten Beins platziert man das Kleinfingergrundgelenk der linken Hand am Trochanter, das Kleinfingergrundgelenk der rechten Hand an der Patella (am linken Bein folglich seitenverkehrt); beide Daumen verlaufen an der Längsfurche des Oberschenkelmuskels; Einteilung des Oberschenkels in drei Drittel.
- Oberhalb der Längsfurche und im mittleren Drittel befindet sich das Injektionsgebiet, welches mit dem Fingernagel sacht markiert wird (eine Handbreit distal des Rollhügels und eine Handbreit proximal der Kniescheibe darf nicht injiziert werden).
- Injektionswinkel: 90° in Richtung Femur.

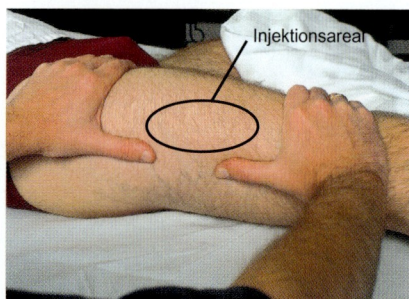

Abb. 4.3 Aufsuchen des Injektionsortes zur Injektion in den Oberschenkel. [K183]

Injektion in die Oberarmmuskulatur nach Arthur von HOCHSTETTER

- Orientierungspunkt: Akromion.
- Der Patient befindet sich in einer entspannten, sitzenden Position; der zu injizierende Arm hängt locker und ohne Rotation herab.
- Als idealen Injektionsort wertet man die maximale Erhebung des M. deltoideus (Außenseite des proximalen Oberarms), ca. drei Fingerbreit distal des Akromions.
- Einstichwinkel: 90° zur Hautoberfläche.

Durchführung (am Beispiel der ventroglutealen Methode nach Arthur von HOCHSTETTER)

- Voraussetzung zur i. m.-Injektion ist die Einhaltung hygienischer Grundregeln, so z. B. die hygienische Händedesinfektion und das Tragen von Schutzhandschuhen.
- Großzügige Hautdesinfektion des zuvor sorgfältig ausgemessenen Injektionspunktes; Einwirk- und Trockenzeit beachten (➤ Kap. 1).
- Anschließend: Dokumentation

4

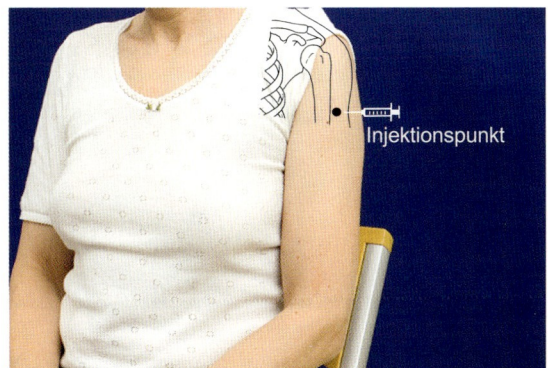

Abb. 4.4 Aufsuchen des Injektionsortes zur Injektion in die Oberarmmuskulatur. [K115]

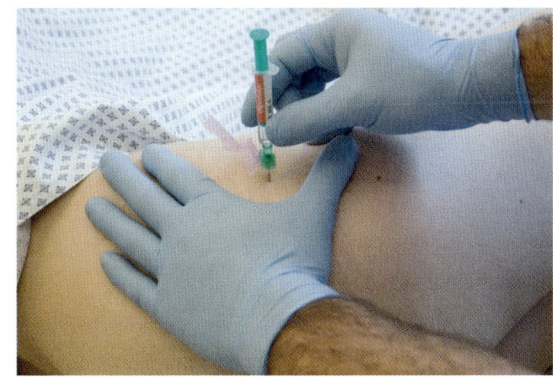

Abb. 4.5a Leichtes Spannen der Haut durch Daumen und Zeigefinger, dabei darf die desinfizierte Injektionsstelle nicht berührt werden. Zügiges Einstechen der Kanüle im 90°-Winkel.

4

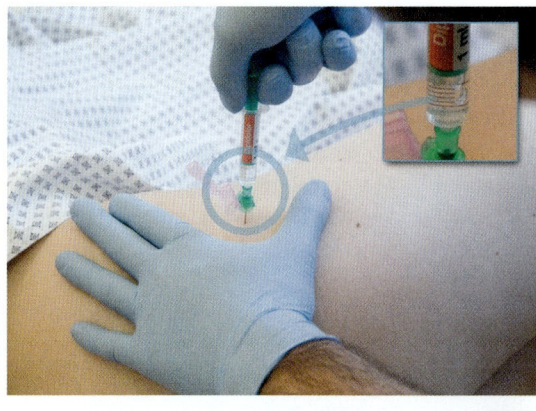

Abb. 4.5b Aspirationsprobe nicht vergessen! Vorsicht: Während der Aspiration keine Positionsänderung der Kanüle vornehmen.

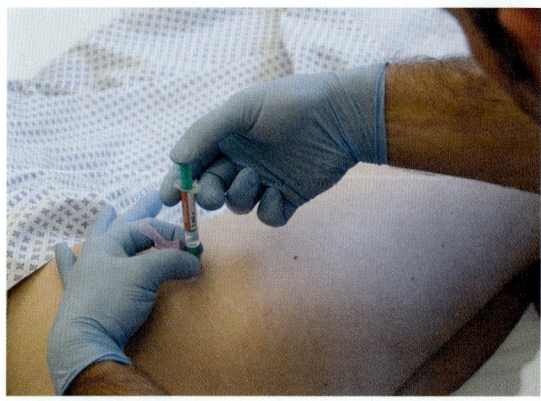

Abb. 4.5c Langsame Injektion des Medikaments (ca. 2 ml/Min.). Nach Beendigung der Injektion wird die Kanüle sofort entgegen der Insertionsrichtung entfernt. [J795]

4.1.8 Tipps und Tricks aus der Praxis

- Das Periost ist sehr schmerzempfindlich. Gelangt man bei der Injektion auf den Darmbeinknochen, so muss die Kanüle vor der Injektion etwa 1 cm zurückgezogen werden.
- Entspannte Muskeln sind während einer i. m.-Injektion von großer Bedeutung. Der Patient soll zur Injektion vorrangig bequem liegen, Impfungen in den M. deltoideus sind auch im Sitzen möglich. Das Spritzen von stehenden Patienten oder zwischen „Tür und Angel" muss vermieden werden!

> **! CAVE**
> Bei Injektionen in den M. deltoideus besteht ein gesteigertes Risiko für Gefäß- und Nervenverletzungen. Immer nur kleine Mengen (1– 2 ml) eines gelösten Medikaments injizieren, es gilt ein Injektionsverbot für ölige Lösungen.

- Injektionen in den Oberarm sollten Impfungen vorbehalten sein.
- Ängste des Patienten immer ernst nehmen! Im Gegenzug lieber das Vorgehen und die Notwendigkeit der Injektion vermitteln und mögliche Nebenwirkungen beschreiben. Wurde eine vertrauensvolle Atmosphäre geschaffen, ist der Weg für ein kooperatives Miteinander gebahnt.

- Kinder spüren meist genau, was ihnen bevorsteht! Spätestens nach der ersten Spritze sind sie voll im Bilde. Bagatellisierungen bringen also reichlich wenig! Deshalb unsere Tipps:
  - Wenn möglich die Eltern einbeziehen (Vorsicht: Stress und Ängste der Eltern übertragen sich auf das Kind, deshalb auch die Eltern rechtzeitig vor der Injektion informieren).
  - Das Schmusetier des Kindes in Reichweite kann Trost spenden.
  - Kindgerechte und altersentsprechende Information über die Injektion muss sein.
  - Bei stark gestressten und ängstlichen Kindern (wenn möglich) den Vorgang etwas verschieben und Zeit zum Beruhigen einräumen. Ein Erzwingen bringt nichts!
  - Wenn alles überstanden ist, das Kind loben, evtl. eine Tapferkeitsurkunde oder eine unbenutzte Einwegspritze zum Spielen schenken!

4

5 Intravenöse Injektionen

5.1 Allgemeine peripher-venöse Injektion

5.1.1 Definition

Unter einer „perivenösen Injektion" versteht man die Injektion eines gelösten und sterilen Medikaments, einer Flüssigkeit oder Suspension in ein oberflächliches und peripheres Blutgefäß ohne Resorptionsverlust.

5.1.2 Indikationen

- Parenterale Verabreichung von Arzneimitteln, wenn der Wirkstoff nicht über einen anderen Applikationsweg (z. B. s. c. oder i. m.) möglich oder zugelassen ist (z. B. Furosemid)
- Gabe von Medikamenten, um einen raschen Wirkungseintritt zu erzielen (z. B. Antihistaminika)

!CAVE

Sind mehrmals täglich intravenöse Injektionen notwendig, lieber eine Venenverweilkanüle anlegen. Der Patient wird dies sehr gerne annehmen.

5.1.3 Kontraindikationen

- Hautdefekte, Infektionszeichen, Narbengewebe im Bereich der Punktionsstelle
- AV-Shunt und Arm nach Lymphadenektomien
- Verletzung, Verbrennung, Frakturen der zu punktierenden Extremität
- Paretische Extremität
- Keine distale Punktion nach Paravasat
- Unverträglichkeit des zu injizierenden Präparats
- Hyperosmolare Lösungen (> 800 mosmol); CAVE: Venenwandreizung
- Präparate mit alkalischem oder azidotischem pH-Wert; CAVE: Venenwandreizung
- Gabe vasoaktiver Substanzen, z. B. Katecholamine (Ausnahme: Notfälle!)
- Ablehnen der Injektion durch den Patienten (Genehmigung/Einwilligung nach § 223 STGB).

5.1.4 Punktionsorte

- Venenpunktionen immer so distal wie möglich am Arm durchführen, denn so werden die zentraler liegenden Venen für spätere Injektionen, Blutentnahmen und Gefäßzugänge geschont.
- Punktionsreihenfolge für Erwachsene und Kinder (beginnend mit Zugangswegen der 1. Wahl!):
  - **Erwachsene:**
    - Handrücken
    - Unterarm
    - Ellenbeuge
    - V. jugularis externa (nur im Notfall!)
    - Knöchel
    - Fuß
  - **Kinder:**
    - Skalpvenen bei Säuglingen
    - Hand
    - Unterarm
    - Fuß

5.1.5 Komplikationen und entsprechendes Vorgehen

Tab. 5.1 Komplikationen bei intravenösen Injektionen und effektive Maßnahmen

Komplikation	Vorgehen
Versehentliche Perforation der Vene	Stauung öffnen, ggf. Butterfly oder Venenverweilkanüle entfernen, für einige Minuten lokal Druck ausüben
Paravasale Injektion (schmerzhaft!)	Injektion sofort beenden, lokal Kryotherapie oder gekühlter Heparinsalbenverband, Arm hochlagern, Arzt informieren!
Thrombophlebitis	Venenverweilkanüle entfernen, siehe paravasale Injektion
Schmerzhaftes Einstechen durch • nicht getrocknetes Desinfektionsmittel, • Verletzung eines Hautnervs, • zu flachen Einstichwinkel	Punktion nur in restlos getrocknetes Hautareal und in angemessenem Winkel
Stärkste Schmerzen während und nach der Punktion, evtl. mit Sensibilitätsstörungen und Lähmungserscheinungen: Nervenschädigung!	Punktion abbrechen, Arzt informieren! Ggf. neurologisches Konsil
Versehentliche intraarterielle Punktion: pulsierendes, hellrotes Blut, evtl. Brennen distal der Injektionsstelle meist mit Entfärbung und Blässe bis in die Finger; CAVE: Nekrosebildung möglich!	• Präventiv: primär Punktion der Handrückenvenen • Maßnahme, wenn kein Medikament injiziert wurde: Butterfly oder Venenverweilkanüle sofort entfernen, arteriellen Druckverband (für ca. 1 Stunde) anlegen, Arzt informieren! • Maßnahme, wenn ein Medikament injiziert wurde: Butterfly unbedingt belassen!!! Sofort Arzt informieren!
Allergische Reaktion auf das Präparat	Injektion sofort stoppen! Butterfly unbedingt belassen! Anlage mindestens einer großlumigen Venenverweilkanüle, Sauerstoffgabe, Arzt informieren! Stadienentsprechende Therapie nach „Algorithmus Anaphylaxie des ERC" (➤ Abb. 5.1), Verlegung auf Intensivstation
Hämatombildung nach der Injektion	Sofort nach Entfernung des Butterflys lokal Druck ausüben (ca. 1–2 Minuten), den Arm dabei über Herzniveau anheben, nach Injektion in ein Ellenbeugengefäß diesen nicht anwinkeln (!), symptomatisch: ggf. gekühlter Heparinsalbenverband

Anaphylaktische Reaktion?

Airway, **B**reathing, **C**irculation, **D**isability, **E**xposure

Diagnose:
- akuter Krankheitsbeginn?
- Lebensbedrohliche ABC Probleme[1]
- Hautmanifestationen (meist)

- **Hilfe anfordern**
- Patient flach hinlegen, Beine anheben (falls es die Atmung erlaubt)

Adrenalin[2]

Falls Erfahrung und Ausrüstung vorhanden:

- Atemwegssicherung
- Sauerstoffgabe mit hohem Fluss
- i.v. Flüssigkeitsbolus[3]
- Chlorphenamine (Antihistaminika)[4]
- Hydrocortison[5]

Monitorüberwachung:
- Pulsoximetrie
- EKG
- Blutdruck

---

[1] **Lebensbedrohliche ABC Probleme:**
- **A:** Schwellung der Luftwege, Heiserkeit, Stridor
- **B:** Tachypnoe, Giemen, Müdigkeit, Zyanose, $SpO_2 < 92\%$, Verwirrtheit
- **C:** Blässe, Schwitzen, Hypotonie, Schwäche, Schläfrigkeit, Bewusstlosigkeit

[2] **Adrenaline** *(i.m. außer Sie haben Erfahrung mit i.v. Adrenalin)* (wiederholen sie nach 5 min, falls keine Besserung)
- Erwachsene   500 µg i.m. (0,5 ml)
- Kinder >12 J.   500 µg i.m. (0,5 ml)
- Kinder 6–12 J.   300 µg i.m. (0,3 ml)
- Kinder < 6 J.   150 µg i.m. (0,15 ml)

Adrenalin soll nur durch erfahrene Spezialisten i.v. gegeben werden
Titration mit Boli von 50 µg (Erwachsene), 1 µg/kg (Kinder)

[3] **IV Flüssigkeitsbolus (Kristalloide):**

Erwachsene: 500 – 1000 ml
Kinder: 20 ml/kg

Stoppen Sie i.v. Kolloide, falls diese als Ursache in Frage kommen.

[4] **Chlorphenamine** Injektionslösung ist in deutschsprachigen Ländern nicht im Handel

	Dimetinden/Clemastin (langsam i.v.)		[5] Hydrokortison (i.m. oder langsam i.v.)	
Erwachsene oder Kinder > 12 J	0,1 mg/kg		Erwachsene oder Kinder > 12 J	200 mg
Kinder ab 1 Jahr	0,03 mg/kg		Kinder 6–12 J.	100 mg
			Kinder 6 Monate – 6 J	50 mg
			Kinder < 6 Monate	25 mg

Abb. 5.1 Algorithmus Anaphylaxie der ERC (mit freundlicher Genehmigung des Resuscitation Council [UK]: Emergency Treatment of anaphylactic reactions). [F781-007]

5.1.6 Material

- EMLA-Pflasterverband für Kinder (mind. 1 Stunde vor der Punktion anlegen)
- Ggf. Einwegrasierer
- Hände-/Hautdesinfektionsmittel
- Unsterile Einmalhandschuhe
- Sterile Tupfer
- Stauschlauch oder RR-Manschette
- Sicherheitsbutterfly
- Vorbereitete Spritze mit entsprechendem Arzneimittel (Vorbereitung kurz vor der Injektion)

- Spitzabwurfbehälter
- Ggf. Pflasterverband

5.1.7 Durchführung

- Keimreduzierende Maßnahmen, z. B. die hygienische Händedesinfektion und das Tragen von Sicherheitshandschuhen zum Eigenschutz, sind obligat.
- Anschließend: Dokumentation.

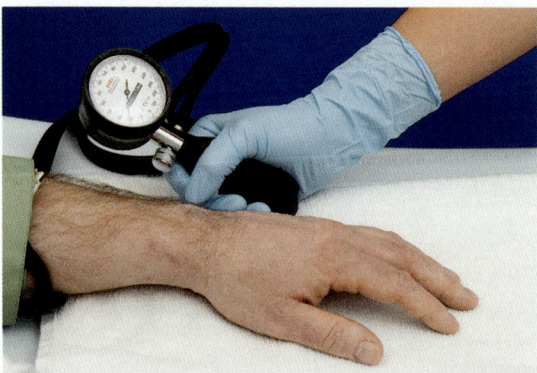

Abb. 5.2a Blutdruck-Manschette zum Stauen der Vene unterhalb des systolischen Blutdruckwertes oder alternativ einen Stauschlauch anlegen. Beide – Blutdruckmanschette oder Stauschlauch – müssen proximal des angrenzenden Gelenks angelegt werden. Radialispuls muss tastbar sein.

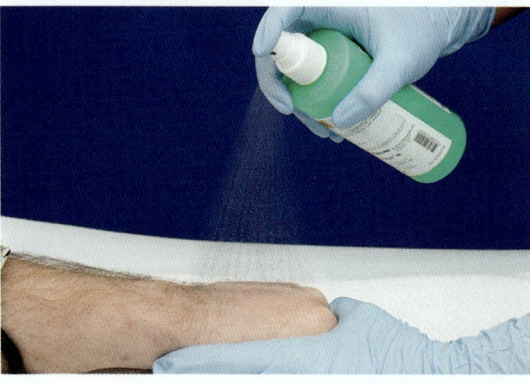

Abb. 5.2b Das Areal um die Punktionsstelle wird mit Desinfektionsmittel besprüht. Die vom Hersteller angegebene Einwirkzeit ist zu beachten.

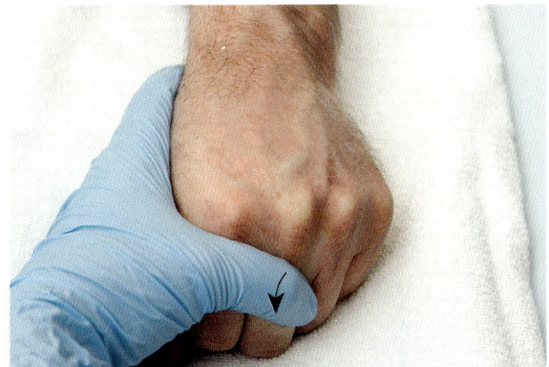

Abb. 5.2c Die nicht punktierende Hand sorgt für eine leichte Spannung der Haut des Handrückens, um die Vene zu fixieren. Das desinfizierte Gebiet wird dabei nicht berührt.

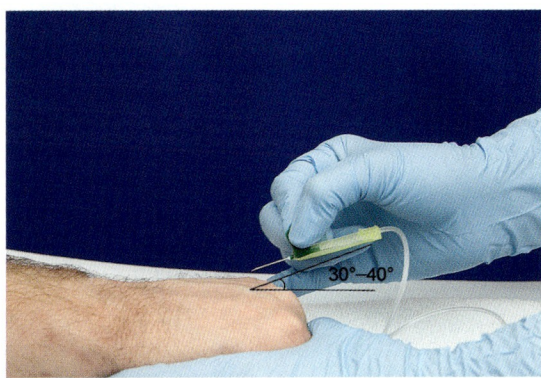

Abb. 5.2d Der Butterfly wird im Winkel von 30–40° leicht lateral der Vene in die Haut eingeführt. Hierbei muss der Schliff für den Punkteur sichtbar sein.

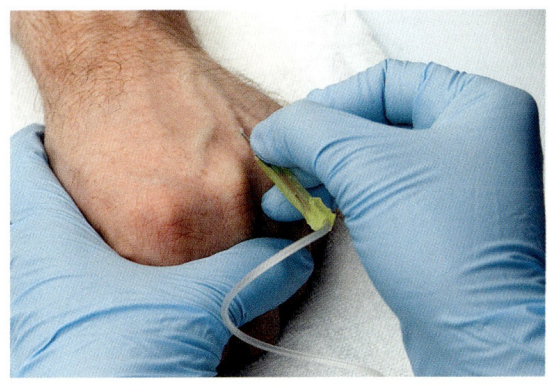

Abb. 5.2e Leichtes Abflachen der Butterflykanüle bis etwa 15°, die Vene wird nun von lateral 3–4 mm angestochen. Bei erfolgreicher Punktion füllt sich das „Schwänzchen" des Butterflys mit etwas Blut.

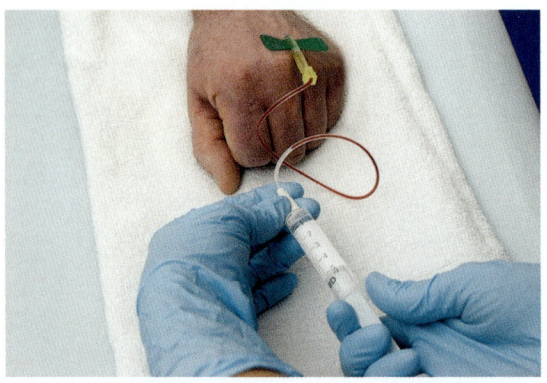

Abb. 5.2f Anschließend muss die Aspirationsprobe erfolgen, dabei ist darauf zu achten, dass sich nicht zu viel Blut mit dem Präparat vermischt. Bei farbigen Arzneistoffen (z. B. Vitamin B12®) wird die Aspiration mit einer NaCl 0,9 %-gefüllten Spritze vor der eigentlichen Injektion durchgeführt. CAVE: Desinfektion vor jeder Diskonnektion nicht vergessen!

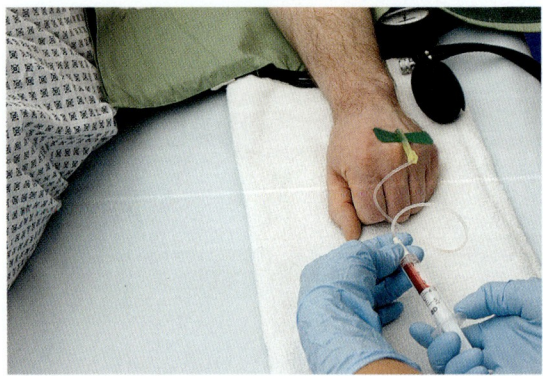

Abb. 5.2g Nun die Stauung öffnen und mit der eigentlichen Injektion beginnen. Sehr, sehr langsam spritzen! Nach ca. 0,1–0,2 ml eine kurze Pause einlegen, den Patienten nach evtl. Schmerzen oder Sensibilitätsstörung befragen. CAVE: ca. 2–3 ml/Min., nicht schneller!

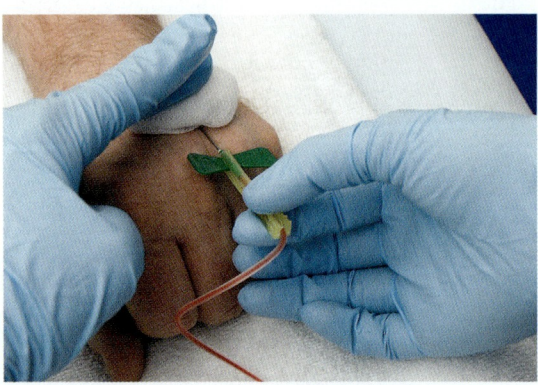

Abb. 5.2h Die Butterfly-Kanüle durch sanften Zug entgegen der Insertionsrichtung entfernen. Dabei bedeckt der Tupfer die Punktionsstelle nur zart.

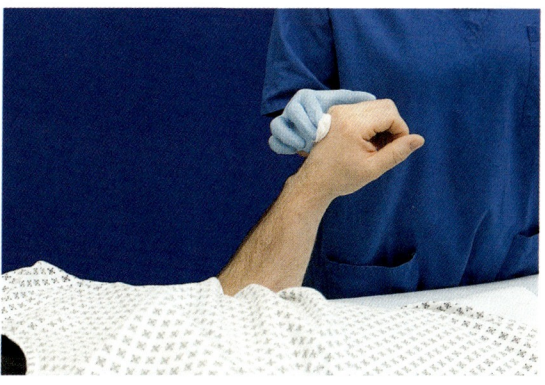

Abb. 5.2i Nach der Kanülenentfernung wird lokal noch einige Zeit Druck auf die Insertionsstelle ausgeübt, bis sichergestellt ist, dass keine Nachblutung auftritt. Hierbei sollte der Arm über Herzniveau angehoben werden. Nach Punktionen der Ellenbeuge den Arm gestreckt und über Herzniveau halten. Ggf. Pflaster aufbringen. [K115]

5.1.8 Tipps und Tricks aus der Praxis

- Äußert der Patient Schmerzen, wird die Injektion sofort abgebrochen!
- Zur Blutstauung empfiehlt sich die Verwendung einer RR-Manschette. Der Blutdruck kann vor der Injektion gemessen werden, einerseits zur Verlaufskontrolle, andererseits um bei evtl. Komplikationen den aktuellen RR-Ausgangswert dokumentiert zu haben.
- Das venöse Füllvolumen kann optimiert werden durch
  - feucht-warme Umschläge,
  - Tieflagerung der zu punktierenden Extremität,
  - Pumpbewegungen der Hand nach Anlage der Stauung,
  - sanftes Beklopfen der ausgewählten Vene.

! CAVE
Die von Zeit zu Zeit propagierte Hautbenetzung mit Nitrolingual®-Spray zur peripheren Gefäßweitstellung ist überholt! Es besteht die Gefahr von Kreislaufeinbrüchen!

- Ein „In-Form-Biegen" der Butterflykanüle (nicht nur zum Eigenschutz) vermeiden!
- EMLA-Pflaster verursachen eine lokale Vasokonstriktion, Tipp: Pflaster ca. 20–30 Minuten vor dem geplanten Eingriff entfernen, Salbenrückstände abwaschen, die anästhetische Wirkung hält mindestens noch eine Stunde lang an.

5

6

Periphervenöse Zugänge

6.1 Anlegen

6.1.1 Definition

Als „periphervenösen Zugang" bezeichnet man einen kleinen Kunststoffkatheter, der zur Blutentnahme, zur Medikamenten- oder Infusionstherapie sowie zur Verabreichung von Blutprodukten in oberflächliche Venen eingeführt wird. (➤ Abb. 6.1).

6.1.2 Indikationen

- Verabreichung von Arzneimitteln
- Blutentnahme
- Infusionstherapie
- Verabreichung von Blut und Blutprodukten

! CAVE
Zugänge, die unter Notfallbedingungen (z. B. vom Rettungsdienst) platziert wurden, werden aufgrund der meist eingeschränkten aseptischen Verhältnisse während der Anlage innerhalb von 24 Stunden entfernt und an anderer Stelle neu platziert.

6.1.3 Kontraindikationen

- Hautdefekte, Infektionszeichen im Bereich der Punktionsstelle
- AV-Shunt am zu punktierenden Arm
- Lymphadenektomie auf der entsprechenden Seite
- Verletzungen, Frakturen, Verbrennungen der zu punktierenden Extremität
- Vorhergehende erfolglose Punktion oder paravasale Infusion: keine distale Einführung
- Hyperosmolare Lösungen (> 800 mosmol); CAVE: Venenwandreizung!

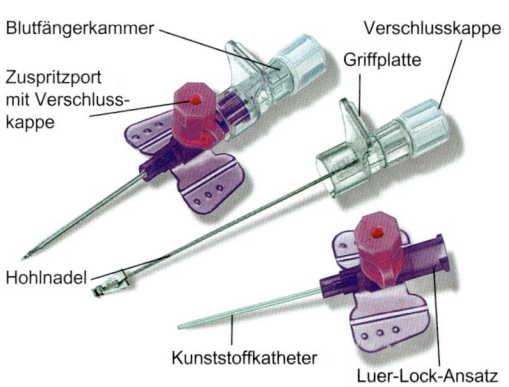

Abb. 6.1 Aufbau einer Vasofix Safety® Venenverweilkanüle. [U223]

- Arzneimittel mit alkalischem oder azidotischem pH-Wert; CAVE: Venenwandreizung!
- Gabe von vasoaktiven Substanzen, z. B. Katecholamine (Notfälle sind Ausnahmen!)

6.1.4 Punktionsorte

- Wenn möglich nicht im Bereich von Gelenken (Gefahr des Abknickens durch Beugebewegungen)
- Soweit distal als möglich am Arm
- Primär Kanülierung der Handrückenvenen

Nicht nur aus hygienischen Gründen, zur Vermeidung von Komplikationen (➤ Tab. 6.1) oder um zentraler gelegene Venen für spätere Punktionen zu schonen, sondern auch um dem Patienten die bestmögliche Bewegungsfreiheit zu gewährleisten, sollten Venenverweilkanülen in dieser Reihenfolge platziert werden (➤ Abb. 6.2):

- **Erwachsene:**
  - Handrücken
  - Unterarm
  - Ellenbeuge
  - V. jugularis externa (nur im Notfall!)
  - Knöchel
  - Fuß
- **Kleinkinder:**
  - Kopfhaut (nur beim Säugling)
  - Hand
  - Unterarm
  - Fuß

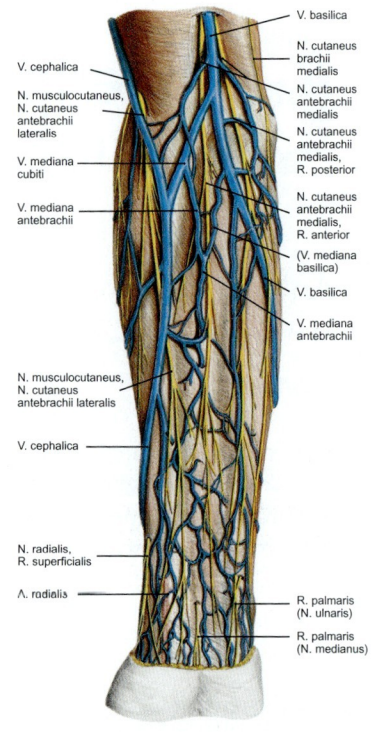

Abb. 6.2 Anatomische Darstellung der Gefäße und nervale Versorgung von Hand und Unterarm. [S007-1-22]

6.1.5 Komplikationen und entsprechendes Vorgehen

(➤ Tab. 6.1, ➤ Tab. 6.2)

Nach mehrfachen erfolglosen Punktionsversuchen obliegt es dem Arzt, die V. jugularis externa zu kanülieren.

Tab. 6.1 Häufigkeit von gängigen Komplikationen

Komplikation	Häufigkeit
Phlebitis	• ca. 30 % nach 5-tägiger Liegedauer • ca. 50 % nach 10-tägiger Liegedauer
Bakterielle Besiedelung der Kanüle (bestätigt durch positive Katheterkultur nach Entfernung der Venenverweilkanüle)	5–7 % aller Anlagen
BSI (Blutstrominfektion)/Septikämie	0,1–0,6 % aller Anlagen

Tab. 6.2 Komplikationen beim Anlegen von periphervenösen Zugängen und konkrete Maßnahmen

Komplikation	Vorgehen
Versehentliche Perforation der Vene	Stauung öffnen, Kanüle entfernen, für 1–2 Minuten lokal Druck ausüben
Paravasale Infusion	Infusion stoppen und Venenverweilkanüle sofort entfernen! Ggf. Arm hochlagern, ggf. gekühlter Heparinsalbenverband
Thrombophlebitis	Paravasale Infusion
Kanüle lässt sich trotz erfolgreicher Punktion und angemessener Kanülengröße nicht vorschieben	Vorsichtige Injektion von NaCl 0,9 % bei gleichzeitigem Vorschieben der Kanüle. CAVE: Starke Widerstände deuten auf Fehllage oder Perforation hin: Venenverweilkanüle entfernen
Obstruktion der Flexüle durch Verlegung des Zugangs durch Blutkoagel, inkompatible Arzneimittel oder abgeknickte Kanüle	Zugang entfernen, keinesfalls kraftvoll durchspülen!
Schmerzhafte Kanülierung durch • nicht getrocknetes Desinfektionsmittel, • Verletzung eines Hautnervs, • zu flachen Einstichwinkel	Präventiv: EMLA-Pflasterverband, Punktion nur in rückstandslos getrocknetem Hautareal und in angemessenem Winkel
Starke Schmerzen während und nach der Punktion, evtl. mit Sensibilitätsstörungen und Lähmungserscheinungen; Nervenschädigung	Punktion abbrechen, ggf. neurologisches Konsil
Versehentliche arterielle Punktion: pulsierendes, hellrotes Blut, evtl. Brennen distal der Einstichstelle, meist mit Entfärbung und Blässe bis in die Finger	Venenverweilkanüle entfernen, ca. 20–30 Minuten lokal Druck ausüben, Druckverband, kurzfristige Nachkontrollen, Arzt informieren, evtl. gefäßchirurgisches Konsil
Versehentliche intraarterielle Medikamentenverabreichung: Gefäßspasmus mit Hypoperfusion	• Gabe von 20 ml NaCl 0,9 %, um Arzneimittel zu verdünnen, Arzt informieren! Gefäßchirurgisches Konsil • Bei Punktion ohne Injektion/Infusion genügt mitunter die Entfernung der Venenverweilkanüle

!CAVE

Die Punktion der V. jugularis externa ist ein Notfallzugang! Achtung: gesteigertes Embolie- und Infektionsrisiko!

6.1.6 Verweildauer

• Die Notwendigkeit eines liegenden periphervenösen Zugangs sollte täglich neu überdacht werden

• Periphervenöse Zugänge, die länger als 24 Stunden nicht genutzt wurden, sollten entfernt werden.

6.1.7 Material

• EMLA-Pflasterverband für Kinder (mind. 1 Stunde vor Punktion anlegen)
• Ggf. Einwegrasierer
• Händedesinfektionsmittel
• Unsterile Einmalhandschuhe
• Hautdesinfektionsmittel
• Sterile Tupfer

- Stauschlauch oder RR-Manschette
- Sicherheits-Venenverweilkanülen angemessener Größe
- Transparenter Pflasterverband für die Venenverweilkanüle
- Spitzabwurfbehälter
- Ggf. 1 Amp. NaCl 0,9 % + 10-ml-Spritze bei sehr großen Venenverweilkanülen, ggf. Lokalanästhetikum für Hautquaddel

6.1.8 Durchführung: Anlegen eines periphervenösen Zugangs

- Keimreduzierende Maßnahmen, z. B. die hygienische Händedesinfektion und Sicherheitshandschuhe zum Eigenschutz, sind obligat.
- Anschließend: Dokumentation

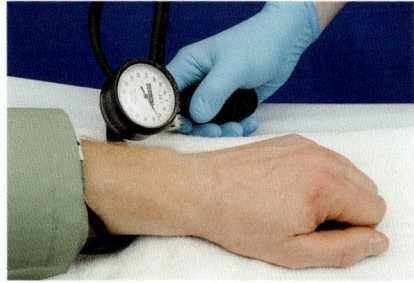

Abb. 6.3a RR-Manschette oder alternativ einen Stauschlauch jenseits des angrenzenden Gelenks anlegen.

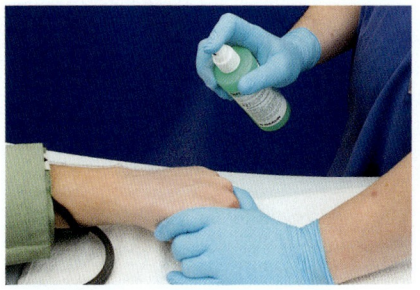

Abb. 6.3b Das Areal um die Punktionsstelle großzügig mit Hautdesinfektionsmittel besprühen. Dabei die vom Hersteller angegebene Einwirkzeit beachten.

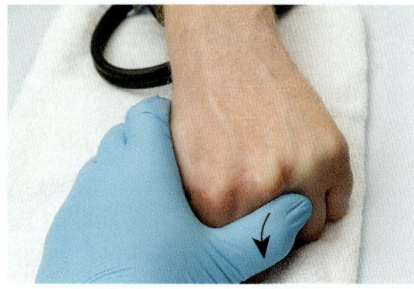

Abb. 6.3c Die nicht punktierende Hand sorgt für eine leichte Spannung der Haut des Handrückens, um die Vene zu fixieren. Das desinfizierte Gebiet wird dabei nicht berührt.

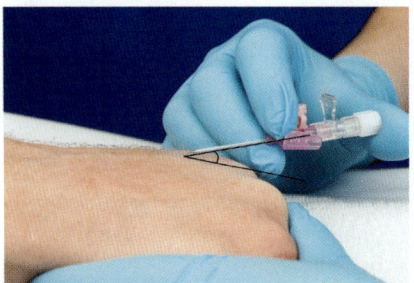

Abb. 6.3d Die zuvor ausgewählte Kanüle wird im Winkel von 30–40° leicht lateral der Vene in die Haut eingeführt.

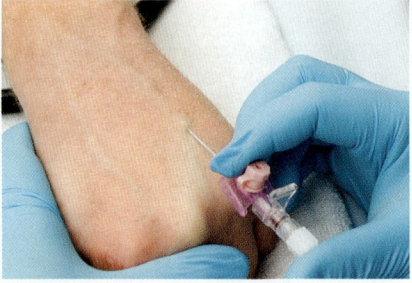

Abb. 6.3e Leichtes Abflachen der Venenverweilkanüle bis etwa 15°; die Vene wird nun von lateral 3–4 mm angestochen. Bei erfolgreicher Punktion füllt sich die Blutfängerkammer mit Blut.

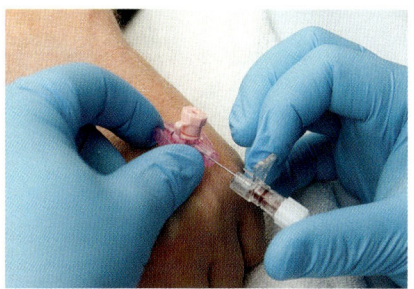

Abb. 6.3f Nach zufriedenstellender Einbettung in die Vene wird die Hohlnadel mit einer Hand fixiert, die andere Hand schiebt die Kunststoffkanüle mit sanftem Druck herzwärts.

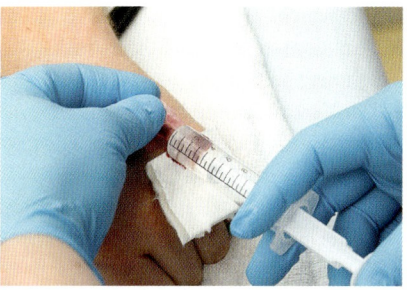

Abb. 6.3 g Stauung öffnen, Hohlnadel zurückziehen (bei Sicherheitskanülen ist hierbei ein leichter Widerstand zu spüren). Die korrekte Lage wird durch die Blutfüllung im Luer-Lock-Ansatz nochmals gesichert. Ca. 1 cm proximal der Punktionsstelle wird die Vene mit dem kleinen Finger komprimiert, die Hohlnadel wird entfernt und im Spitzabwurfbehälter entsorgt. Der Zugang wird entweder mit einem entlüfteten Infusionssystem verbunden, mit NaCl 0,9 % gespült oder mit einer Verschlusskappe verschlossen.

6.1.9 Tipps und Tricks aus der Praxis

- Größtmöglichen Verweilkatheter wählen, der jedoch kleiner sein muss als das Gefäßlumen.
- „Lieber 'ne Kleine, als keine!"
- Das venöse Füllvolumen kann optimiert werden durch
  - feucht-warme Umschläge,
  - Tieflagerung der zu punktierenden Extremität,
  - Pumpbewegungen der Hand nach Anlage der Stauung,
  - sanftes Beklopfen der ausgewählten Vene.
- Kontraindiziert sind
  - Benetzung der Haut mit Nitro-Lingual-Spray sowie
  - „In-Form-biegen" der Kanüle: Kanülenobstruktion durch Mikroperforationen!
- EMLA-Pflaster verursachen eine lokale Vasokonstriktion, Tipp: Pflaster ca. 20–30 Minuten vor dem geplanten Eingriff entfernen, Salbenrückstände abwaschen, die anästhetische Wirkung hält noch ca. 1 Stunde an.
- Bei Patienten mit pergamentartiger Haut empfiehlt sich zum Verbandwechsel die Verwendung von Pflasterlöser, um den Verband zu lösen.

6

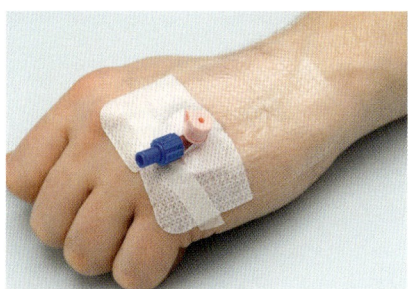

Abb. 6.3h Die Venenverweilkanüle wird mit einem dafür vorgesehenen Pflaster fixiert. [K115]

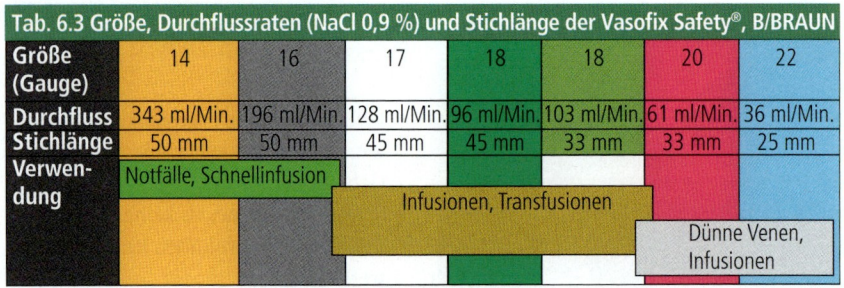

Tab. 6.3 Größe, Durchflussraten (NaCl 0,9 %) und Stichlänge der Vasofix Safety®, B/BRAUN							
Größe (Gauge)	14	16	17	18	18	20	22
Durchfluss	343 ml/Min.	196 ml/Min.	128 ml/Min.	96 ml/Min.	103 ml/Min.	61 ml/Min.	36 ml/Min.
Stichlänge	50 mm	50 mm	45 mm	45 mm	33 mm	33 mm	25 mm
Verwendung	Notfälle, Schnellinfusion		Infusionen, Transfusionen			Dünne Venen, Infusionen	

6.2 Verbandwechsel beim periphervenösen Zugang

- Nach spätestens 3–7 Tagen erfolgt bei Fixierpflastern der Verbandwechsel, hierbei sind die Angaben der Hersteller unbedingt zu beachten. Semipermeable Folienverbände sind zu bevorzugen. Bei Verunreinigung, Durchfeuchtung, Ablösung oder Zeichen einer Infektion wird früher gewechselt! Jeder Verband wird mind. 1 × Tag inspiziert, besser 1× pro Schicht.
- Punktionsstelle hinsichtlich Druckschmerz palpieren.
- Der Verbandwechsel erfolgt mittels „No-Touch-Technik" (➤ Kap. 1.5) mit sterilem Verbandmaterial (Pinzette, Tupfer, Pflaster), Hautdesinfektionsmittel und Einmalhandschuhen (zum Eigenschutz).

6

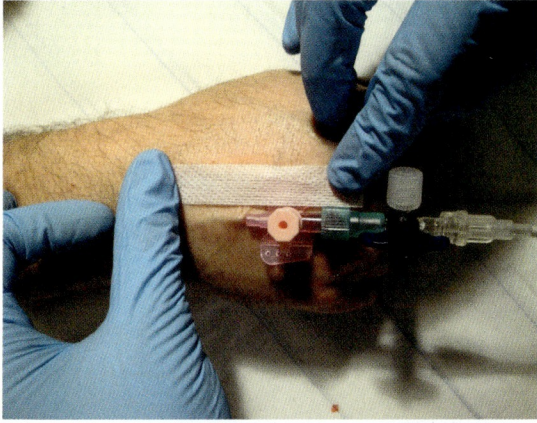

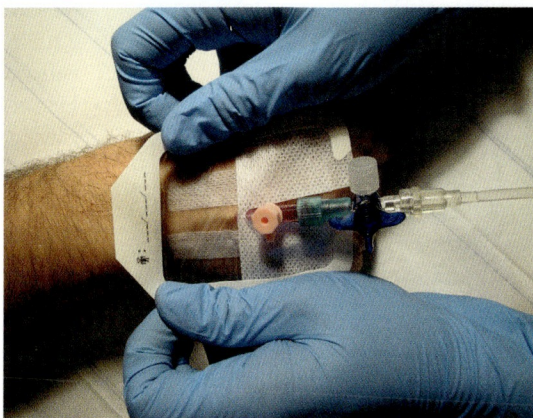

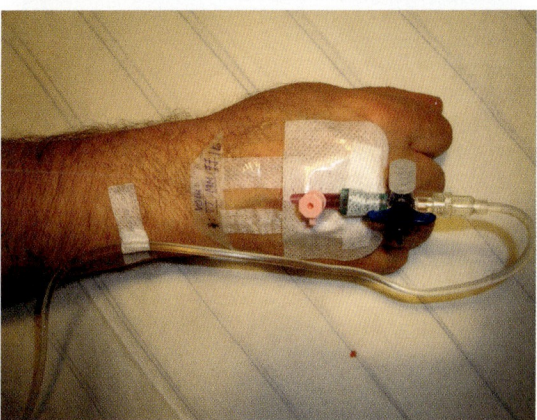

Abb. 6.4 Fachgerechtes Aufbringen des Fixierpflasters. [P520]

6.2.1 Pflege des periphervenösen Zugangs

- Verkrustungen mit einem in NaCl 0,9 % getränkten Tupfer lösen, nachfolgend Haut desinfizieren.
- „Ruhende" Zugänge werden nicht mit einem Mandrin verschlossen (es gibt vereinzelte Berichte von Lokalinfektionen und Septikämien als Folge dieser „Offenhalter"), sondern mit 10 ml NaCl 0,9 % durchgespült und mit einem sterilen Verschlusssystem (z. B. Rückschlagventil) verschlossen.

!CAVE

- Antibakterielle Salben sind umstritten, die keimreduzierende Wirkung ist nach kürzester Zeit aufgehoben; die Kolonisation mit resistenten Frregern kann sogar verstärkt werden (lt. CDC Center for Disease Control and Prevention [weltgrößte Gesundheitsbehörde, USA], 1996).
- PVP-Jodlösung führt nicht zur Keimreduktion und ist eher bedenklich als nützlich (nach Thomson; Bundesgesundheitsblatt – Gesundheitsforschung – Gesundheitsschutz 2002. 45: 907–924; Empfehlung der Kommission für Krankenhaushygiene und Infektionsprävention beim RKI).
- Zur Vermeidung einer BSI, z. B. durch S. aureus, sollten Injektionen über die Zuspritzpforte der Vergangenheit angehören. Besser eignen sich hierfür sterile, nadelfreie und desinfizierbare Konnektionsventile.

6.3 Entfernen des periphervenösen Zugangs

Periphervenöse Zugänge dürfen solange belassen werden, wie sie klinisch notwendig sind und keine Komplikationszeichen auftreten. „So lange wie nötig – so kurz wie möglich!"

- Fixierpflaster lösen.
- Desinfektion des Punktionsgebietes (Einwirkzeit beachten!).
- Punktionsstelle mit einem sterilen Tupfer locker bedecken.
- Kanüle entgegen der Insertionsrichtung entfernen.
- Erst wenn die Venenverweilkanüle gänzlich entfernt ist, für einige Zeit (ca. 1–2 Minuten) Druck auf den Tupfer ausüben; es empfiehlt sich hierbei, die betroffene Extremität über Herzniveau anzuheben.
- Evtl. Pflaster.
- Dokumentation.

7 Zentralvenöse Zugänge

7.1 Anlegen

7.1.1 Definition

Der zentrale Venenkatheter (ZVK) ist ein Katheter zu Infusionszwecken, zur Medikamentenapplikation oder zur Messung des zentralen Venendrucks (ZVD). Er wird beispielsweise über die V. jugularis, V. subclavia oder V. basilica in die V. cava superior oder inferior vorgeschoben, sodass dessen Spitze vor dem rechten Vorhof zum Liegen kommt.

7.1.2 Indikationen

Die Anlage eines zentralen Venenkatheters sollte immer einer Risiko-Nutzen-Abwägung unterzogen werden!

Nachfolgend sind die im klinischen Alltag geläufigsten Indikationen zur Anlage eines ZVK aufgeführt:

- ZVD (zentrale Venendruck)-Messung zur Optimierung der Flüssigkeitsbilanzierung
- Ausgedehnte Operationen mit zu erwartenden, hohen Volumenverlusten
- Applikation stark venenwandreizender Medikamente
- Applikation von Katecholaminen
- Applikation hochosmolarer bzw. hochkalorischer Lösungen
- Applikation von Zytostatika
- Notfallzugang
- Notwendigkeit der PiCCO-Messung

7.1.3 Kontraindikationen/Indikationseinschränkungen

- Emphysem-Patienten (vor allem bei Punktion der V. subclavia)
- Gerinnungsstörungen
- Thrombose oder aber obstruktive Veränderungen der V. jugularis bzw. V. subclavia
- Extreme Schilddrüsenvergrößerung (Struma nodosa)
- Neck Dissection (z. B. bei Tumorpatienten)
- Agitierte Patienten
- Bei implantiertem Pacer wenn möglich die Gegenseite nutzen

7.1.4 Punktionsorte

! CAVE
Laut Aussage des Robert-Koch-Instituts konnte mittels prospektiver Kohortenstudien der Nachweis erbracht werden, dass hinsichtlich der Katheterinfektionsraten die V. subclavia (Kategorie IB) der V. jugularis oder der V. femoralis (➤ Abb. 7.1) bei der Anlage eines zentralen Venenkatheters (➤ Abb. 7.2) vorzuziehen ist.

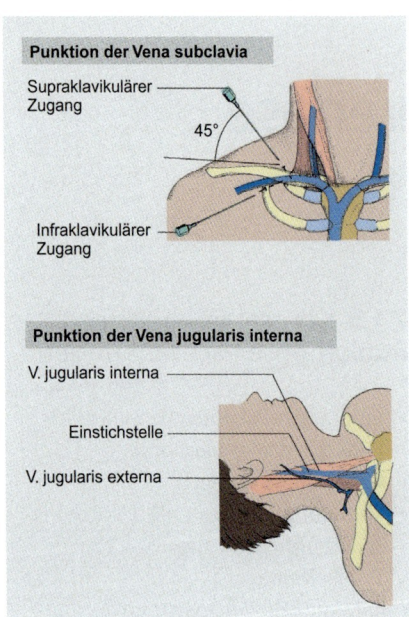

Punktion der Vena subclavia

Supraklavikulärer
Zugang

45°

Infraklavikulärer
Zugang

Punktion der Vena jugularis interna

V. jugularis interna

Einstichstelle

V. jugularis externa

Abb. 7.1 Punktionsorte zur Anlage eines zentralen Venenkatheters. [L157]

7.1.5 Katheterwahl

Die Wahl des jeweiligen Katheters orientiert sich an der Indikation bzw. an intensivmedizinischen Erfordernissen.

- Grundsätzlich sollte jedoch auf die Verwendung von Kathetern aus Silikon bzw. Polyurethan geachtet werden.
- Des Weiteren sollte man die Verwendung eines Einlumenkatheters anstreben.
- Dennoch, so die medizinische Indikation dies für notwendig erachtet, können auch Doppel- oder Tripple-Lumen-Katheter eingesetzt werden.

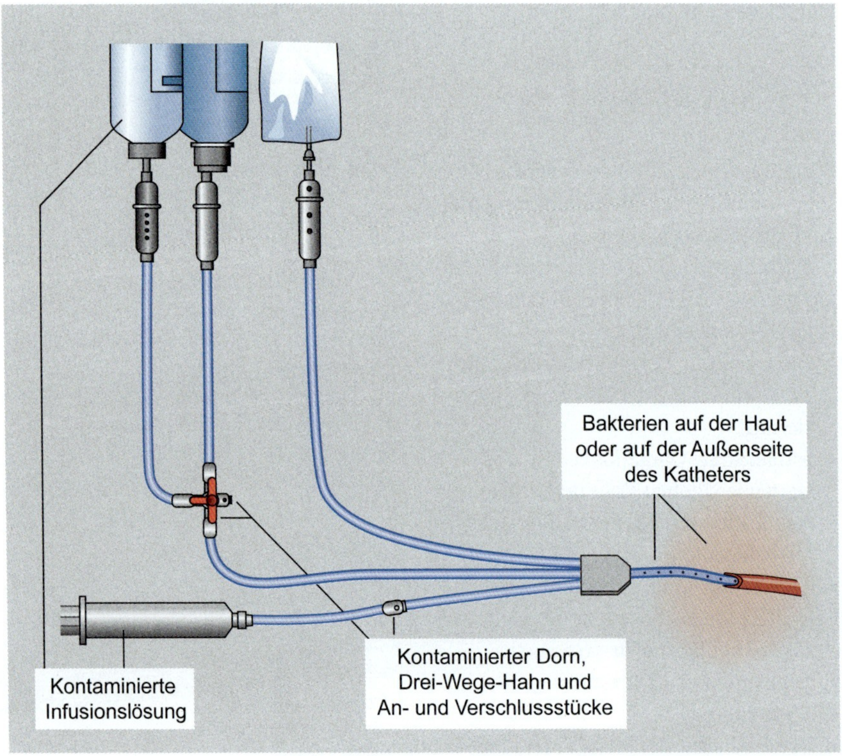

Bakterien auf der Haut
oder auf der Außenseite
des Katheters

Kontaminierter Dorn,
Drei-Wege-Hahn und
An- und Verschlussstücke

Kontaminierte
Infusionslösung

Abb. 7.2 Hauptquellen zur bakteriellen Infektion eines zentralen Venenkatheters. [L157]

Tab. 7.1 Erfolgsrate bei der Punktion

Punktionsort	Erfahrung Anwender	Erfolgsrate	Lokalität	Hinweis für Punktion
Vena jugularis interna	Anfänger, Erfahrener	> 95 %	Klinik	Bevorzugte Seite ist rechts, vor allem wegen des geraden Venenverlaufs und aufgrund der Tatsache, dass die meisten Anwender Rechtshänder sind.
Vena subclavia	Erfahrener	> 95 %	• Klinik • Rettungsmedizin	Durch ihre bindegewebsartige Struktur ist das Lumen der V. subclavia selbst während schwerster Schockzustände immer offen
Vena basilica	Anfänger, Erfahrener	> 80 %	• Klinik • Rettungsmedizin	Einfache Prozedur, da analog Venenpunktion
Vena brachiocephalica	Erfahrener	> 85 %	• Klinik • Rettungsmedizin	Auch hier, ähnlich wie bei der V. subclavia, ist das Lumen selbst bei schwersten Schockzuständen stets offen
Vena femoralis	Erfahrener	> 95 %	• Klinik • Rettungsmedizin	Die Punktion sollte ca. 1 cm medial der Arterie in einer leicht schräg nach proximal verlaufenden Ebene stattfinden
Vena jugularis externa	Anfänger Erfahrener	~ 60–90 %	• Klinik • Rettungsmedizin	Beherzte Punktion des Gefäßes erforderlich; ggf. Stauung mittels Finger durch einen zweiten Helfer

7.1.6 Technik nach Seldinger

Bei dieser Technik wird nach Punktion des ausgewählten Gefäßes ein Führungsdraht durch die Hohlnadel vorgeschoben, über den später der eigentliche Venenkatheter eingebracht wird. Nachdem dieser erfolgreich positioniert wurde, entfernt man den Führungsdraht. Dieses Verfahren wird derzeit am häufigsten zur Platzierung eines zentralen Venenkatheters angewandt. Zudem handelt es sich hierbei aktuell die atraumatischste und sicherste Punktionstechnik.

7.1.7 Komplikationen und entsprechendes Vorgehen

Bei dieser Technik können Nervenschädigungen, Thrombosen sowie lokale-/generalisierte Infektionen auftreten (➤ Tab. 7.2)!

! CAVE
Vorsicht bei Erhöhung des intrakraniellen Drucks, z. B. bei Patienten mit Schädel-Hirn-Trauma!
Bei dieser Patientengruppe ist die Oberkörpertieflage zur besseren Venenfüllung zu vermeiden, damit sich der intrakranielle Druck nicht noch zusätzlich erhöht.

Tab. 7.2 Komplikationen (am Beispiel der V. jugularis interna-Punktion)

Komplikation	Prävention und Vorgehen
Punktion der A. carotis (ca. in 3 % der Fälle)	Komprimierung für ca. 5 Minuten
Luftembolie	Ausreichend tiefe Trendelenburg-Lagerung anstreben (10–20°), Punktionskanüle mit Finger (sterile Handschuhe) abdichten; Überprüfen aller Verbindungsstellen am Katheter bzw. Infusionssystem auf Lecks
Katheter-/Führungsdrahtembolie	Radiologische Abklärung bzw. chirurgische Entfernung
Pneumothorax, Hämatothorax	• Keine Überdruckbeatmung (PEEP-Beatmung) • Thoraxröntgenbild anfertigen • ggf. Thoraxdrainage anlegen
Rhythmusstörungen	Ständiges Monitoring sowie Reanimations-/Defibrillationsbereitschaft müssen gewährleistet sein
Blutung	
Hämatombildung	

7.1.8 Verweildauer

Zur Verweildauer nimmt das Robert-Koch-Institut wie folgt Stellung:
- Kein routinemäßiger Wechsel zentraler Venenkatheter nach bestimmten Zeitintervallen (Kategorie IA).
- ZVK, die unter Notfallbedingungen (z. B. vom Rettungsdienst) etabliert wurden, sollen aufgrund der eingeschränkt antiseptischen Verhältnisse während der Anlage innerhalb von 24 Stunden am anderer Stelle platziert werden.
- Indikation des zentralen Venenkatheters muss täglich neu geprüft werden (Kategorie IB).
- Sobald eine sichtbare Entzündung an der Eintrittsstelle bzw. eine Tunnelinfektion vorliegt, sollte der Katheter sofort entfernt werden und eine Neuetablierung an anderer Stelle erfolgen (Kategorie IB).
- Sobald der klinische Verdacht einer katheterassoziierten Infektion bei jedoch unauffälliger Insertionsstelle naheliegt, sollte ein differenziertes Vorgehen unter Berücksichtigung mikrobiologischer und klinischer Gesichtspunkte erfolgen.

7.1.9 Material

- Patientenakte (Patienteneinwilligung!, Laborparameter: Gerinnung [Quick, PTT]!, Thrombozyten!, Leukozyten?, CRP?)
- Röntgen-Thorax Anforderung
- Händedesinfektionsmittel
- Gefärbtes Hautdesinfektionsmittel
- Ggf. Rasierer
- Monitoring (EKG, NIBP, SpO_2, Endo-EKG für intrakardiale Lagekontrolle)
- Doppler-Sonografiegerät ggf. steriler Überzug für Schallkopf und Kabel, Hautmarkierungsstift
- Ggf. Sauerstoffbrille
- Unsterile sowie sterile Handschuhe in entsprechender Größe
- Mundschutz, Haube, steriler Kittel, bei Bedarf Schutzbrille
- ZVK-Set z. B. Certofix® (1 Katheter, 10 ml Luer-Lock-Spritze, 1 Überleitungskabel für Endo-EKG, 1 Führungsdraht, 1 Skalpell, 1 Seldinger-Kanüle, 1 Dilatator, Rückschlagventile, 1 Fixierflügelclip)
- ZVK-Anlagesieb (2 sterile grüne Tücher, 10 sterile Tupfer, 1 sterile Nierenschale, 1 sterile chirurgische Pinzette,

1 sterile anatomische Pinzette, 1 steriler Nadelhalter, 1 sterile Schere)
- 1 unsterile Vliesunterlage zum Schutz der Bettwäsche (sofern der Patient den ZVK im Bett erhält)
- Nahtmaterial
- Sterile Kanüle (zum Aufziehen des Lokalanästhetikums)
- Lokalanästhetikum (z. B. 1 Amp. Xylonest)
- 50 ml NaCl 0,9 %, Mini-Spike
- Pflasterverband
- Spitzabwurfbox
- Abwurfbehälter für Restmüll

7.1.10 Durchführung

Nachfolgend wird die Punktion der V. jugularis interna dexter nach der Seldinger-Technik beschrieben:
- Beruhigend auf den Patienten einwirken.
- Ängstlichen Patienten anbieten, während der Maßnahme die Hand der Pflegekraft zu halten; ggf. Sedierung.
- Auskultation des Thorax sowie der A. carotis beidseits durch den Punkteur.
- Evtl. Doppler-Sonografie zwecks Verlauf der Gefäße (ggf. mit Hautmarkierungsstift anzeichnen).
- Flüssigkeitsundurchlässige Unterlage im Kopf-Hals-Schulter Bereich nicht vergessen.
- Entkleiden und ggf. Rasur des zu punktierenden Areals.
- Monitoring anschließen.
- Abwurfbehälter für Restmüll und Spitzabwurfbox bereitstellen.
- Hygienische Händedesinfektion (➤ Kap. 1.1).
- Ankleiden des Arztes (Haube, Mundschutz, Kittel und sterile Handschuhe).
- Öffnung des Kathetersets.
- Desinfektion (mit eingefärbten Hautdesinfektionsmittel) des zu punktierenden Areals bzw. benachbarter Struktu-

ren unter Beachtung der Einwirkzeit (lt. RKI Kategorie IB).
- Steriles Abdecken durch Arzt (➤ Abb. 7.4).
- Katheter und Drei-Wege-Hahn mittels NaCl 0,9 % spülen.
- Evtl. Doppler-Sonografie zur neuerlichen Darstellung des Gefäßverlaufs, nun jedoch mit sterilem Folienüberzug.
- Infiltration des Lokalanästhetikums von kranial in kaudaler Richtung (Winkel 30° zu Haut) (➤ Abb. 7.5a).
- Position halten, Spritze abziehen und mit Daumen den Luer-Lock-Anschluss der Punktionskanüle abdichten (Prophylaxe Luftembolie) (➤ Abb. 7.5b).
- Punktionskanüle vorsichtig herausziehen; dabei den Draht gut fixieren.
- Stichinzision mittels Skalpell.
- Konnektion der Steckverbindung des Überleitungskabels und Umschaltung am Endo-EKG auf intraatriale Ableitung (➤ Abb. 7.8).
- Sollte sich die Katheterspitze im Herzvorhof befinden, zeigt sich im EKG eine überdimensionierte P-Welle (➤ Abb. 7.8a).
- Nun wird der Katheter vorsichtig (ca. 1–2 cm) zurückgezogen, bis die P-Welle ihre normale Höhe erreicht hat (➤ Abb. 7.8b); der Katheter sollte jetzt korrekt in der V. cava superior positioniert sein.
- Lagekontrolle mittels Aspiration (➤ Abb. 7.8c).
- Fixationsclip anbringen, Naht.
- Punktionsstelle mit nicht gefärbtem Desinfektionsmittel reinigen und transparenten Pflasterverband durch Pflegekräfte aufbringen.
- Röntgen-Thorax-Kontrolle (korrekte Katheterpositionierung?, Pneumothorax?, Hämatothorax?, Infusothorax?).
- Dokumentation.

7

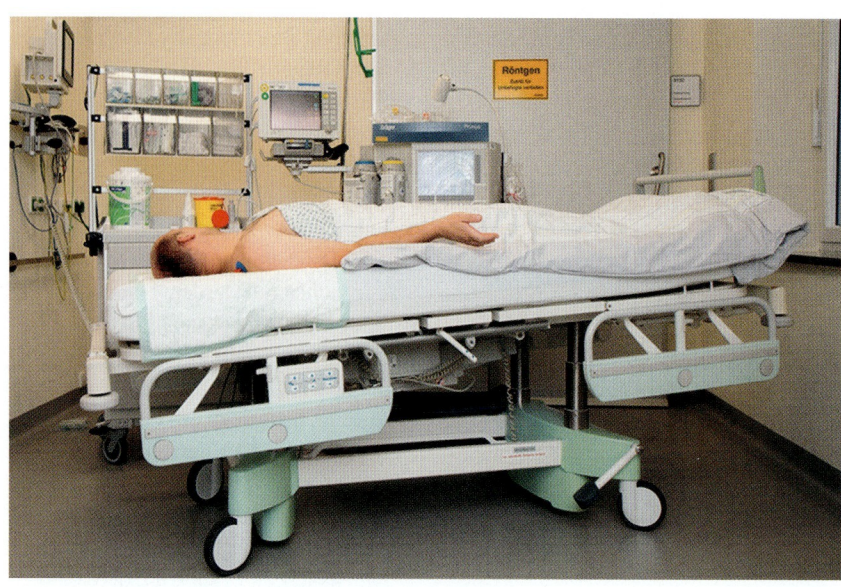

Abb. 7.3 Lagerung des Patienten (Kopf zur Gegenseite drehen), evtl. Trendelenburg-Lagerung. [O1084]

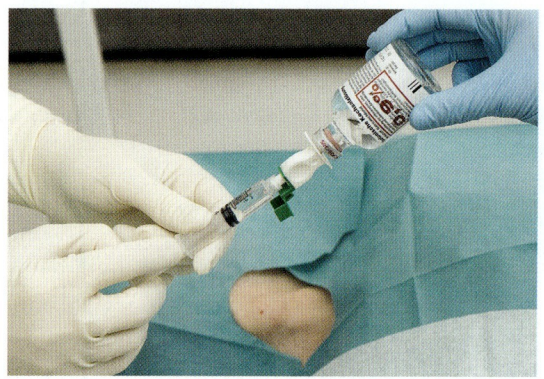

Abb. 7.4 NaCl 0,9 % steril aufziehen, Lokalanästhetikum steril aufziehen. [K115]

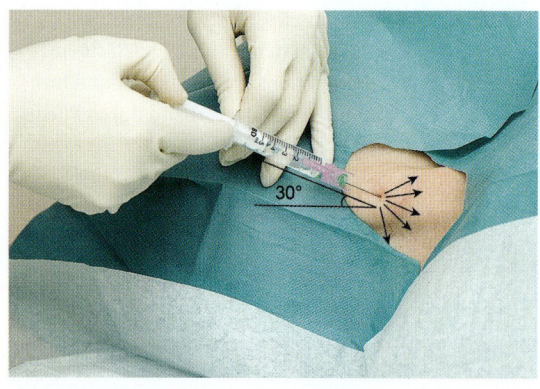

Abb. 7.5a Infiltration des Lokalanästhetikums von kranial in kaudaler Richtung (Winkel 30° zur Haut).

Abb. 7.5b Punktionsnadel auf mit NaCl 0,9 % gefüllte 10 ml Spritze konnektieren und den Arterienverlauf palpieren. Die Punktion erfolgt (knapp) lateral zum Verlauf der A. carotis auf Höhe des Kehlkopfes in Richtung der rechten Mamille. Diese Maßnahme erfolgt unter ständiger Aspiration. Die korrekte intravasale Lage wird durch Einfließen von dunkelrotem Blut in der Spritze bestätigt. [K115]

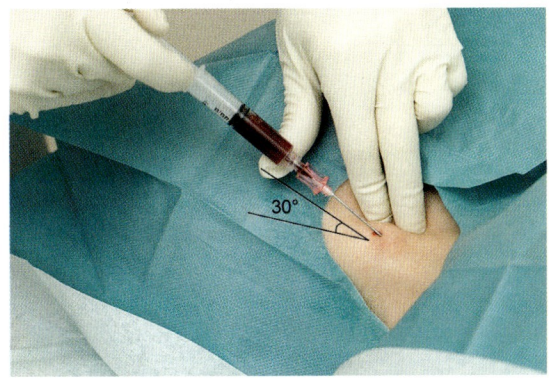

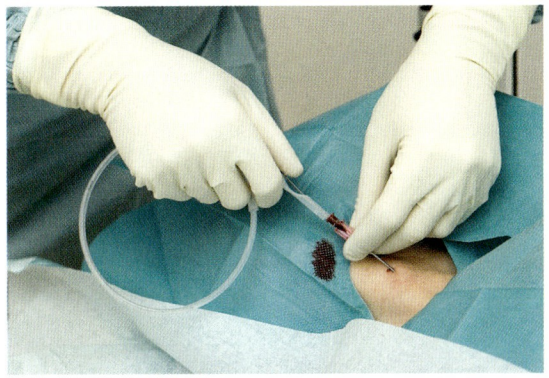

Abb. 7.6 Seldinger-Führungsdraht bis zur gewünschten Markierung einführen. [K115]

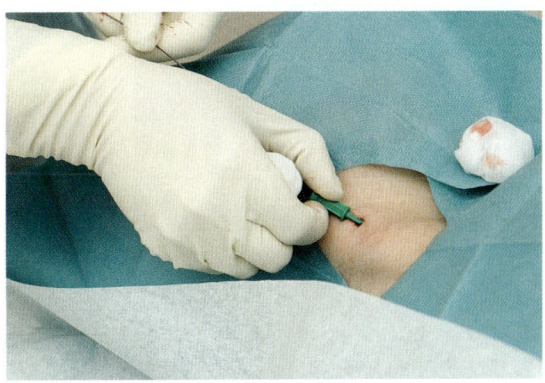

Abb. 7.7a Dilatator auf Führungsdraht fädeln, bis zum Anschlag vorschieben und wieder zurückziehen.

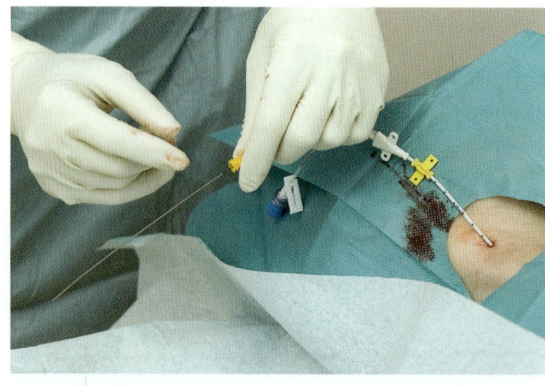

Abb. 7.7b Nun den vorher entlüfteten zentralen Venenkatheter (hier als Bsp. Certofix Trio) vorsichtig über den Draht fädeln und mittels leichter Drehbewegungen bis zum Anschlag vorschieben; hierbei den Führungsdraht gut festhalten und immer den EKG-Monitor im Auge behalten (Gefahr von Arrhythmien).

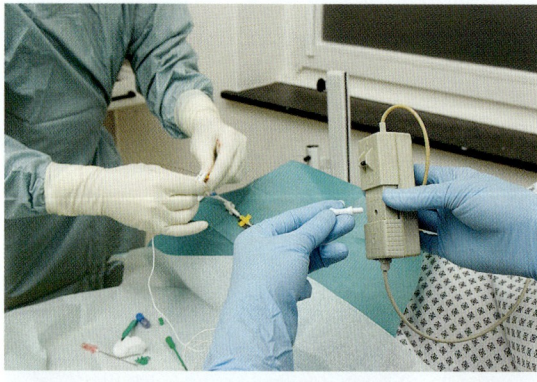

Abb. 7.7c Führungsdraht bis zur Markierung herausziehen, Krokodil-Klemme anschließen (für Endo-EKG), Steckverbindung des Endo-EKG der unsterilen Pflegekraft reichen. [K115]

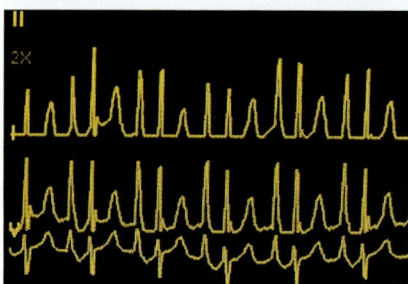

Abb. 7.8a Überdimensionierte P-Welle.

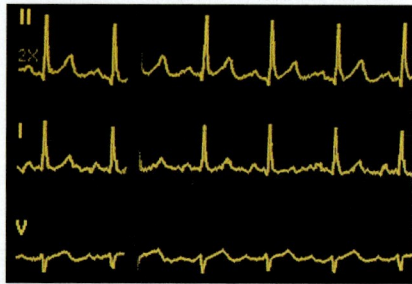

Abb. 7.8b Normale P-Welle.

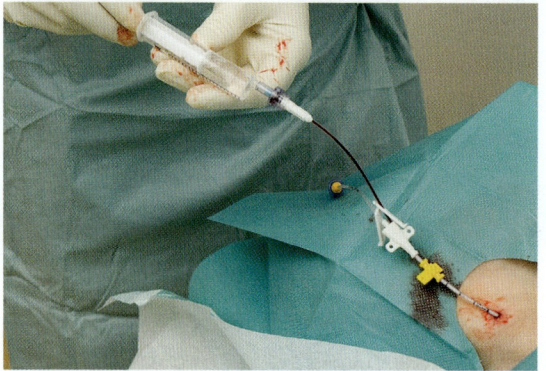

Abb. 7.8c Nochmals Lagekontrolle unter Aspiration (dunkelrotes Blut!) mittels einer mit NaCl 0,9 % gefüllten Spritze; hierbei bitte beachten, dass das Blut leicht aspirierbar ist. [K115]

7.2 Verbandwechsel beim Zentralen Venenkatheter und Pflege des Zugangs

7.2.1 Verbandwechsel

- Die Inspektion des Verbands sollte 1× täglich erfolgen.
- Bei Druckschmerz, Fieber unklarer Genese oder Sepsis Verband sofort entfernen und Einstichstelle inspizieren.
- Ein routinemäßiger Wechsel von Transparentverbänden sollte spätestens nach 72 Stunden erfolgen.
- Unverzüglicher Verbandwechsel bei Durchfeuchtung, Verschmutzung sowie Ablösung oder Infektionsverdacht.
- Der Verbandwechsel erfolgt mittels Non-Touch-Technik (➤ Abb. 7.9) mit sterilem Verbandmaterial (Pinzette, Tupfer, Pflaster), Hautdesinfektionsmittel und unsterilen Einmalhandschuhen zum Eigenschutz bzw. mit sterilen Handschuhen (➤ Kap. 1.5).
- Dokumentation.

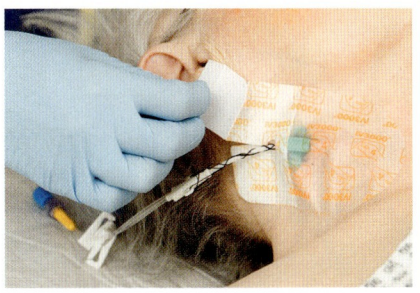

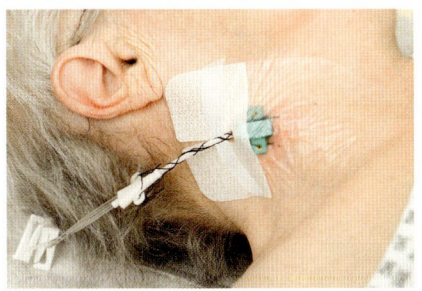

Abb. 7.9 Verbandwechsel beim zentralen Venenkatheter. [K115]

7.2.2 Pflege des Zugangs

- Eine Reinigung der Einstichstelle mit steriler NaCl 0,9 % und sterilem Tupfer ist möglich, nachfolgend Haut desinfizieren.
- Das Auftragen von antibakteriellen Cremes auf die Einstichstelle wird als obsolet angesehen und sollte unterlassen werden.
- Auch sollte das Auftragen von Salben bei Transparentverbänden unterbleiben.

7.3 Entfernen des Zentralen Venenkatheter

- Patienten informieren
- Patienten flach lagern
- Unsterile Handschuhe zum Eigenschutz anziehen
- Verband lösen
- Desinfektion der Einstichstelle unter Beachtung der Einwirkzeit
- Nahtlösung mittels steriler Pinzette und Schere
- Vorsichtiges Herausziehen des Katheters
- Ggf. Sicherung des Katheters durch einen Zweithelfer für mikrobiologische Untersuchung
- Einstichstelle mit sterilem Tupfer komprimieren (ca. 2 Minuten)
- Sobald die Blutung steht, Einstichstelle mit sterilem Tupfer und Pflasterstreifen verschließen
- Auf Nachblutungen achten
- Dokumentation

7

7.4 Tipps und Tricks aus der Praxis

- Stets sollte auf die konsequente Einhaltung der Hygiene-Richtlinien geachtet werden, um katheterassoziierten Infektionen entgegenzuwirken.
- Generell sollte sich die Auswahl des Punktionsortes an der Erfahrung des Anwenders bzw. der jeweiligen medizinischen Indikation orientieren.

- Wenn möglich, sollte bei der Punktion der V. jugularis interna/externa, der V. subclavia sowie der V. brachiocephalica (V. anonyma) die Trendelenburg-Lagerung zur verbesserten Venenfüllung durchgeführt werden.
- Valsalva-Manöver (der Patient wird aufgefordert, Nase und Mund zu schließen und kurz gegenzupressen) und ein Längsziehen des auf der Punktionsseite am Körper anliegenden Arms können die Trefferquote bei der V. subclavia-Punktion erhöhen.

8 Nabelvenenkatheter

8.1 Anlegen

8.1.1 Definition

Bei der Nabelvenenkatheterisierung wird ein kleiner, flexibler Kunststoffkatheter über die Nabelvene in die untere Hohlvene eingeführt. Diese Maßnahme ist in den ersten Lebenstagen ohne größere Schwierigkeiten möglich.

8.1.2 Indikationen

- Postpartale Asphyxie
- Notfallzugang Neonatologie
- Unmögliche periphere Venenpunktion
- Volumenmangelschock
- Kardiopulmonale Reanimation
- Zufuhr von Infusionen und Medikamenten

8.1.3 Kontraindikationen

- Omphalitis
- Peritonitis
- Nekrotisierende Enterokolitis

8.1.4 Punktionsort

Beim Nabelvenenkatheter wird die V. umbilicalis punktiert (➤ Abb. 8.1a+b).

8.1.5 Komplikationen

- Sondierung der Nabelarterie
- Blutverlust durch Diskonnektion
- Katheterverschluss
- Sepsis
- Pfortaderthrombose
- Fehllage
- Perforation des Leberparenchyms

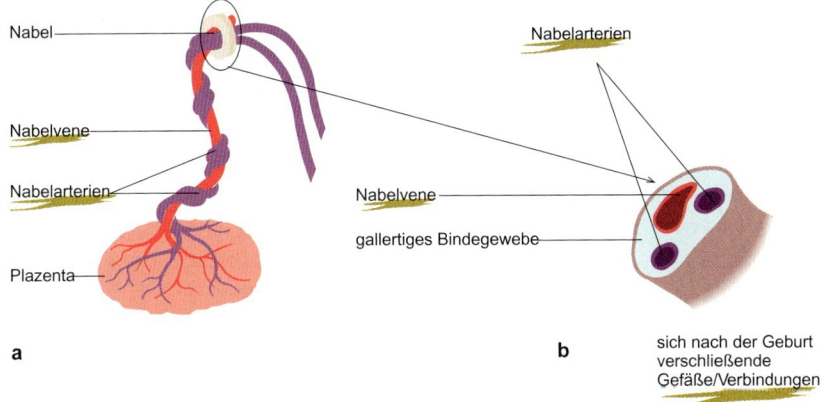

Abb. 8.1a+b Nabelvene (V. umbilicalis). [L190]

8.1.6 Verweildauer

- Nach Möglichkeit nur einige Stunden
- Maximal 5–7 Tage
- Sofortige Entfernung und ggf. Neuanlage bei eindeutig sichtbaren Zeichen einer Omphalitis (eitrige Sekretion, Rötung der Periumbilikalregion) (Kategorie IB)

8.1.7 Material

- Hautdesinfektionsmittel (Zulassung für Frühgeborene < 1.500 g Geburtsgewicht beachten!)
- Mundschutz, Haube, steriler Kittel, sterile Handschuhe
- Steriles Lochtuch
- Sterile Einmalunterlage als Ablagefläche
- Sterile Spritzen (2 ml, 5 ml)
- Sterile Kanülen (18 G)
- Lokalanästhetikum
- 1–2 Amp. NaCl 0,9 %
- Nabelvenenkatheter
- Steriles Nabelkatheterset (anatomische und chirurgische Pinzette, Knopfsonde, Schere, Nadelhalter, Leinenbändchen)
- Steriles Verbandmaterial
- Spitzabwurf
- Entsorgungswagen (Mülltrennung!)

8.1.8 Vorbereitung des Früh-/Neugeborenen

- Die Nabelvenenkatheterisierung ist eine ärztliche Tätigkeit!
- Nabelvenenkatheter können im Kreißsaal, im OP oder auf Station gelegt werden.
- Ausreichend exogene Wärme zuführen, z. B. Wärmelampe.
- Kontinuierliches Monitoring (EKG, SpO_2, NIBP).
- Kontinuierliche Messung der Körpertemperatur.

- Vorsichtiges Desinfizieren des Nabelstumpfs; anderenfalls besteht die Gefahr von Hautschädigungen.
- Im Falle einer gleichzeitigen Nabelvenen- und Nabelarterienkatheterisierung sollte zuerst die Nabelarterie kanüliert werden. Durch Irritationen des Nabelstumpfs könnte es zu einem verstärkten Arteriospasmus kommen.

8.1.9 Durchführung

- Früh-/Neugeborenes in Rückenlage positionieren
- Händewaschen, Händedesinfektion
- Anlegen von Mundschutz, Haube und sterilem Kittel
- Sterile Handschuhe
- Nabelstumpf mit Hautdesinfektionsmittel unter Beachtung der Einwirkzeit desinfizieren
- Nabelregion mit sterilem Lochtuch abdecken
- Steriles Nabelbändchen um den Nabelstumpf legen
- Komprimierung des Nabelstumpfs mittels anatomischer Pinzette
- Nabelschnurrest 0,5–1 cm vor dem Hautansatz durchtrennen
- Erneut Nabelstumpf desinfizieren
- Zur optimalen Gefäßdarstellung Nabelschnurrest mit einer Pinzette spreizen
- Knopfsonde einführen, hierdurch ist der Venenverlauf darstellbar
- Einführen des mit NaCl 0,9 % gefüllten Katheters
- Lagekontrolle mittels Röntgen
- Fixierung mittels Leinenband, Pflaster oder Naht
- Vorbereitete Infusion anschließen
- Dokumentation

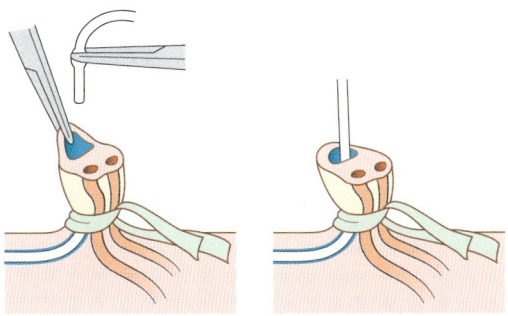

Abb. 8.2 Anlegen eines Nabelve-
nenkatheters. [L234]

8.1.10 Spülung und Zusatz von Heparin in die Infusions-lösung

- Intermittierende Spülungen können, falls notwendig, mit steriler NaCl 0,9 % Lösung erfolgen (Kategorie IB).
- Ggf. kontinuierlicher Zusatz von Heparin (0,5 IE/ml) zur Infusionsflüssigkeit von Nabelarterien- und Nabelvenenkathetern wird empfohlen (Kategorie IB).

> **! CAVE**
> Bei einer Fixierung mittels Leinenband muss daran gedacht werden, dass der Nabelschnurstumpf in den ersten Lebenstagen schrumpft!

8.2 Verbandwechsel beim Nabelvenenkatheter

- Dem Vorteil eines Verbands der Nabelregion (als Schutz vor Verunreinigungen) stehen die Nachteile der desolateren Beurteilbarkeit der Einführtiefe des Nabelkatheters und das Risiko der Ausbildung einer „feuchten Kammer" (durch hohe Transpiration bzw. Inkubatorfeuchte) gegenüber.
- Verbandwechsel in Non-touch Technik mit sterilen Handschuhen.

- Ggf. Verkrustungen mit sterilem NaCl 0,9 % lösen.
- Bei offener Pflege (Nabelvenenkatheter ohne Verband) 1–2× täglich Palpation durchführen.
- Des Weiteren keine Empfehlung zur Routineapplikation von antibakteriellen Substanzen an der Nabelöffnung bei liegenden Nabelkathetern (Kategorie III).

8.3 Entfernen des Nabelvenenkatheters

- Infusion stoppen
- Sterile Handschuhe anziehen
- Verband entfernen bzw. Fixierung lösen
- Katheter langsam bis auf ca. 2 cm vor dem Austritt zurückziehen (Orientierung an der Kathetermarkierung)
- Katheter entfernen (Entsorgung gemäß Arbeitsschutz)
- Steriles Leinenband um den Nabelstumpf legen und festziehen
- Nabelstumpf steril abdecken
- Katheterspitze laut Anordnung in einem Nährmedium zur bakteriologischen Untersuchung schicken
- Auf Nachblutungen an der Punktionsstelle achten
- Dokumentation

8

9 Peridural- und Spinalkatheter

9.1 Anlage eines Periduralkatheters (PDK)

9.1.1 Definition

Unter einer Periduralanästhesie (PDA) versteht man eine temporäre Unterbrechung der neuralen Erregungsleitung und Ausschaltung von extraduralen sensiblen Nervenwurzeln Die Injektion eines Lokalanästhetikums erfolgt hierbei über den Periduralkatheter (PDK) in den Periduralraum.

9.1.2 Indikationen

- Eingriffe im Mittel- und Unterbauch sowie an der unteren Extremität
- In Kombination mit Inhalationsnarkose bei großen gefäß- und abdominalchirurgischen Eingriffen
- Geburtshilfe
- Patienten mit respiratorischer Erkrankung
- Therapie akuter und chronischer Schmerzen
- Postoperative Schmerztherapie

- Stimulation der Darmtätigkeit bei Patienten mit chronischem Ileus

9.1.3 Kontraindikationen

- Ablehnung durch den Patienten
- Unkooperativer Patient
- Ausgeprägte Deformierung der Lendenwirbelsäule
- Unbehandelte Hypovolämie
- Lokale (Punktionsbereich) oder systemisch-bakterielle Infektionen (Sepsis)
- Allergie gegen Lokalanästhetika
- Manifeste Herzinsuffizienz
- Exzessiver Hypertonus
- Blutgerinnungsstörung
- Lagerung auf dem OP-Tisch (Bauchlagerung, Kopftieflagerung)

9.1.4 Anwendungsgebiete

- Lumbale Periduralanästhesie: Geburtshilfe
- Thorakale Periduralanästhesie: Abdominal-/Thoraxchirurgie
- Tiefthorakale Periduralanästhesie: Urologie, Gynäkologie, Gefäßchirurgie

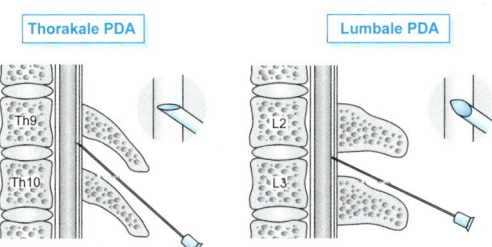

Abb. 9.1 Nadelführung bei verschiedenen Formen der Periduralanästhesie. [L157]

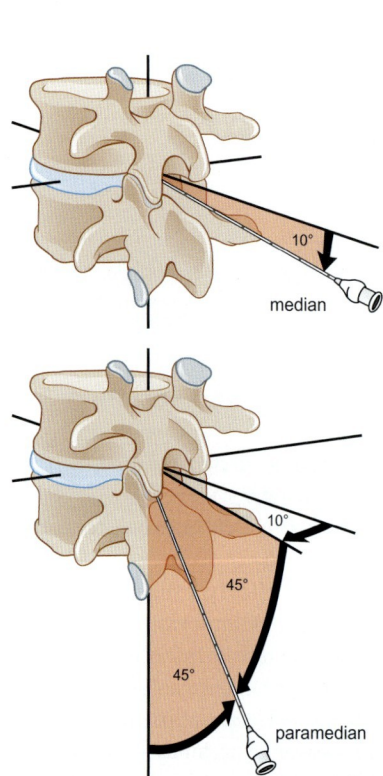

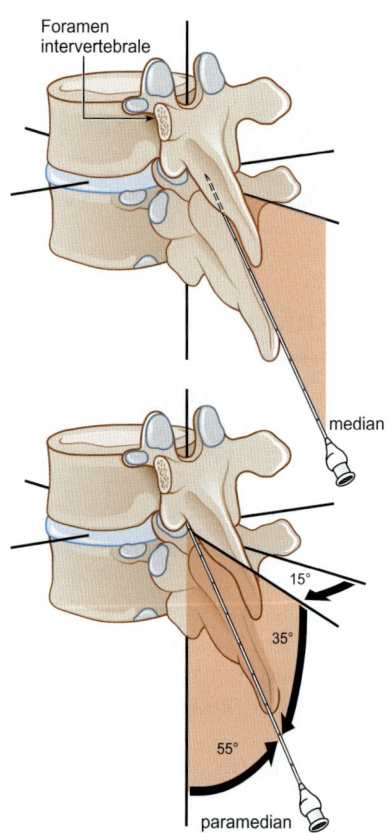

Abb. 9.2 Medianer und paramedianer Zugang zum Periduralraum. [L108]

Abb. 9.3 Thorakale Periduralanästhesie: medianer und paramedianer Zugang. [L108]

9.1.5 Punktionstechniken (Auswahl obliegt Arzt)

- Medianer Zugang: Punktion des Periduralraums in der Mittellinie der Dornfortsätze (in der Sagittalebene) (➤ Abb. 9.2)
- Paramedianer Zugang: Punktion des Periduralraums etwa 1 cm lateral des tastbaren Endes des Dornfortsatzes (➤ Abb. 9.2, ➤ Abb. 9.3).

9.1.6 Positionierung des Patienten

- Die Anlage des Periduralkatheters (PDK) erfolgt am sitzenden (mit hängenden Schultern und gesenktem Kopf auf die Brust) bzw. auf der linken Seite liegenden Patienten; hierzu muss der Patient in beiden Fällen einen sogenannten „Katzenbuckel" machen (➤ Abb. 9.4, ➤ Abb. 9.5).
- Durch die eben beschriebene Positionierung des Patienten wird ein Auseinanderweichen der Dornfortsätze in der Lumbalregion erreicht, welche die Punktion der Zwischenwirbelräume deutlich erleichtert.

9

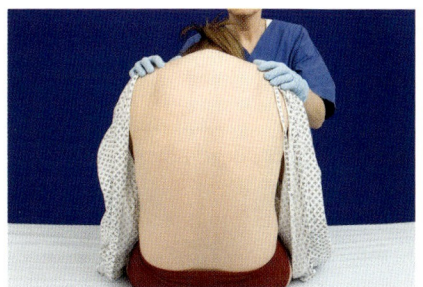

Abb. 9.4 Sitzende Position. [K115]

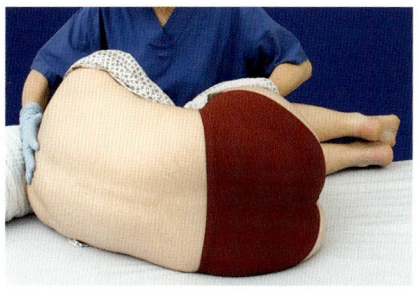

Abb. 9.5 Seitliche Lagerung. [K115]

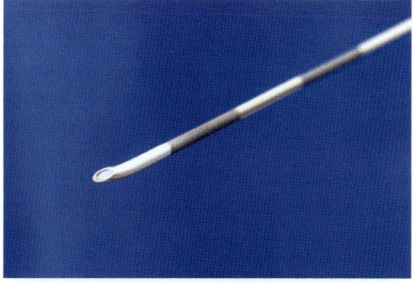

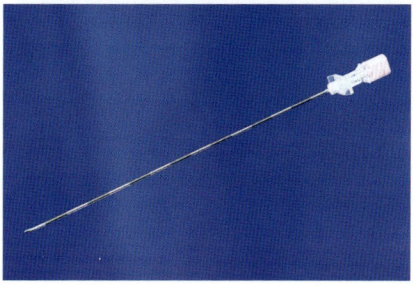

Abb. 9.6 Periduralkanüle (sog. Tuohy-Kanüle). [K115]

9.1.7 Komplikationen

- Duraperforation mit der Tuohy-Nadel (➤ Abb. 9.6) („postpunktionelle Kopfschmerzen")
- Probleme beim Vorschieben des Katheters
- Parästhesien beim Vorschieben des Katheters
  - kurzfristig
  - anhaltend
- Perforation des Katheters nach subarachnoidal oder intravasal
- Injektionsschmerz (Katheter an Nervenwurzel)
- Herz-Kreislauf-Probleme
- Rückenschmerzen
- Neurologische Komplikationen
- Katheterabriss beim Umlagern oder versuchter Katheterentfernung unter starkem Zug
- Nadelbruch
- Epidurales Hämatom, epiduraler Abszess
- Infektion

! CAVE

Notfallmedikamente, Defibrillator, Intubationsbesteck, Sauerstoff sowie ein Beatmungsgerät müssen für etwaige Komplikationen zur Verfügung stehen!

9.1.8 Material

- Patientenakte (Patienteneinwilligung!, Medikamentenanamnese, Laborparameter: Gerinnung [Quick, PTT]!, Thrombozyten!, Leukozyten?, CRP?)
- Mundschutz, Haube, steriler Kittel, sterile Handschuhe
- Ggf. Chirurgischer Clipper
- Hautdesinfektionsmittel
- Vasokonstriktorische Medikamente für den Notfall bereithalten
- 10 ml Ampulle mit NaCl 0,9 %
- 1 Ampulle (5 ml), z. B. Xylocain 1 %, zur Lokalanästhesie der Punktionsstelle
- 1 Ampulle 0,5–1%iges Ropivacain (Naropin®) für Periduralanästhesie

9

- Periduralkatheter mit Partikelfilter und nötigem Adapter
- Gefärbtes Hautdesinfektionsmittel
- Sterile Tupfer
- Sterile Kompressen
- Steriles Lochtuch
- Flüssigkeitsundurchlässige Unterlage, auf welcher der Patient sitzt bzw. liegt
- Sterile Einmalunterlage als Ablagefläche
- Sterile Spritzen (2 ml, 10 ml)
- Sterile Kanülen (➤ Abb. 9.6)
- Steriler Pflasterverband
- Fixationspflaster für den Katheter
- Spitzabwurfbox
- Entsorgungswagen (Mülltrennung!)

9.1.9 Durchführung

Nachfolgend wird die Anlage eines lumbalen Periduralkatheters auf medianem Wege beschrieben, wie er z. B. in der Geburtshilfe Anwendung findet:

- Beruhigend auf den Patienten einwirken; hier fällt dem Pflegepersonal eine besonders wichtige Aufgabe zu.
- Dem Patienten jeden Schritt des Verfahrens (ggf. nochmals) erklären.
- Monitoring (EKG, NIBP, SpO$_2$).
- Händedesinfektion.
- Etablierung eines peripher-venösen Zugangs (Volumengabe vor Beginn der Anlage der Periduralanästhesie, z. B. 500 ml Elektrolytlösung).
- Aufbau des sterilen Arbeitsplatzes sowie Zureichen von weiterem sterilen Material durch das Pflegepersonal.
- Den Patienten in eine bequeme, sitzende Position bringen (Beine leicht gespreizt), damit im späteren Verlauf die Arme zwischen den Beinen herunterhängen können bzw. auf dem Oberschenkel abgestützt werden können.
- Kontrolle, ob die Monitorkabel frei (nicht unter Zug) liegen.
- Den Patienten auffordern, einen „Katzenbuckel" (➤ Abb. 9.4) zu machen.

- Eine Pflegekraft positioniert sich während der kompletten Maßnahme vor dem Patienten.
- Hierbei kann der nach vorne gebeugte Kopf von der Pflegekraft gehalten werden.
- Ggf. Rasur des Punktionsareals.
- Aufsuchen bzw. Markierung (mit Fingernagel oder Stift) der Punktionsstelle durch den Arzt, hier z. B. (L3/L4).
- Steriles Ankleiden des Arztes.
- Das Pflegepersonal kann den Patienten auf die Desinfektionsmaßnahme vorbereiten, z. B.: „Es wird mal kurz kalt am Rücken!"
- Desinfektion (mit gefärbtem Hautdesinfektionsmittel) des zu punktierenden Areals bzw. benachbarter Strukturen unter Beachtung der Einwirkzeit.
- Platzierung des sterilen Lochtuches.
- Lokalanästhesie von Haut und tiefer gelegenen Strukturen.
- Beim Einbringen der Tuohy-Kanüle sollte der Arzt darauf achten, dass der Anschliff der Kanüle nach lateral zeigt.
- Vorsichtiges Einbringen der Periduralkanüle bis ca. in das Ligamentum interspinale.
- Mandrin entfernen.
- Aufsetzen einer mit NaCl 0,9 % gefüllten Spritze mit leicht gleitendem Kolben.
- Der Punkteur fixiert mit seiner linken Hand die Kanüle und übt mit der rechten Hand sanften Druck auf den Spritzenstempel aus.
- Die linke Hand schiebt die Kanüle ganz vorsichtig millimeterweise nach vorne.
- Solange sich die Kanülenspitze im festen Ligamentum flavum befindet, herrscht gewöhnlich ein hoher Injektionsdruck, der das Injizieren von NaCl 0,9 % erschwert.
- Sobald der sogenannte „Loss of resistance" eintritt, hat die Kanülenspitze den Periduralraum erreicht (➤ Abb. 9.7).

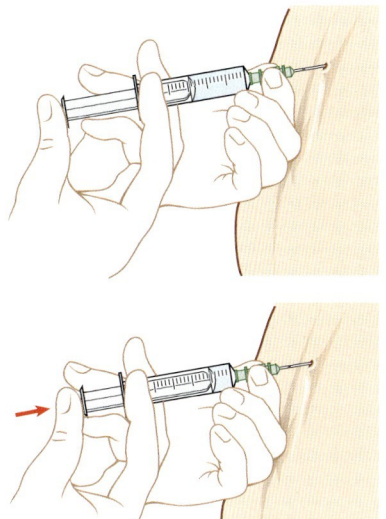

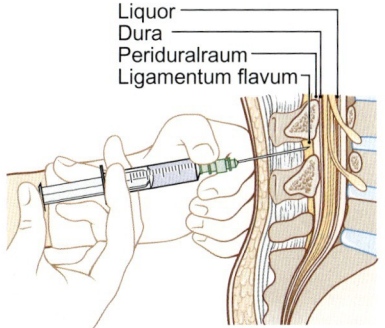

Liquor
Dura
Periduralraum
Ligamentum flavum

Hoher Widerstand beim Druck auf
den Stempel

a

Abb. 9.7 Auffinden des Periduralraums durch
„Loss of resistance"-Technik. [L108]

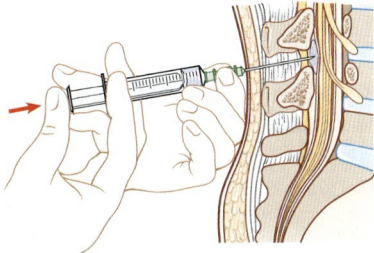

Plötzlicher Widerstandsverlust beim
Eindringen der Nadel in den
Periduralraum

b

- Jetzt kann Punkteur den gesamten
  Spritzeninhalt injizieren und damit den
  Periduralraum aufdehnen.
- Nun folgt die strikte Fixierung der Kanüle in der aktuellen Position; Kanüle
  auf keinen Fall weiter vorschieben.
- Jetzt kann der Punkteur den Periduralkatheter einführen. Hierbei ist darauf
  zu achten, dass die Katheterspitze ca.
  3–4 cm tief im Periduralraum zum Liegen kommt (➤ Abb. 9.8a–c).
- Im Anschluss wird die Kanüle vorsichtig über den nun liegenden Katheter zurückgezogen; am Katheterende werden
  Adapter und Partikelfilter konnektiert.

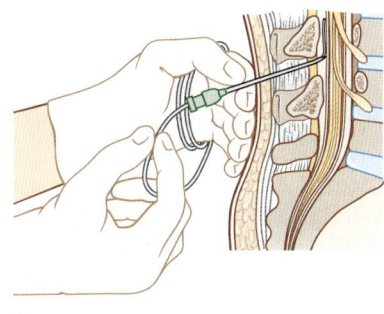

c

Abb. 9.8a–c Einführen eines Katheters zur konti-
nuierlichen Periduralanästhesie. [L108]

!CAVE

Der Periduralkatheter darf niemals durch die
Kanüle zurückgezogen werden, dies könnte
zu einem Abscheren des Katheters und zum
Verbleib von Katheterfragmenten im Periduralraum führen! Deshalb – falls es zu Proble-
men kommen sollte – immer erst die Kanüle
entfernen und im Anschluss den Katheter.

- Der folgende Aspirationsversuch soll
  eine irrtümliche intravasale bzw. interspinale Lage des Katheters ausschlie-
  ßen.
- Nun folgt die Injektion einer Testdosis
  von z. B. 3 ml (z. B. 0,2%iges Naropin®

9

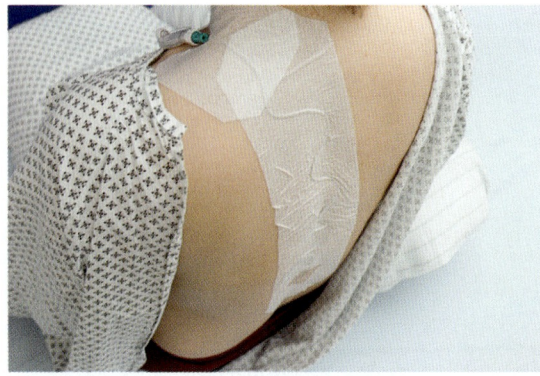

Abb. 9.9 Fixation des Periduralkatheters; man sollte sich nicht davor scheuen, bis auf Höhe der Schultern zu fixieren. Es empfiehlt sich, für den Klebevorgang den Patienten aufzufordern, den Rücken nochmals ganz rund zu machen, dies beugt einem späteren Zug auf den Periduralkatheter vor. Ein leicht „welliges" Kleben des Pflasters ist empfehlenswert. [K115]

Bupivacain 0,5 %); sollte der Katheter entgegen aller Erwartungen intraspinal liegen, würden binnen kürzester Zeit Anzeichen einer Spinalanästhesie auftreten, z. B. Parästhesien beider Beine, motorische Parese beider Beine, Blutdruckabfall.

- Bei korrekter Katheterlage im Periduralraum sollte sich das Empfinden (Sensibilität, Motorik) im Bereich der unteren Extremitäten innerhalb der nächsten 10 Minuten nicht verändern. Ist eine längere Lage des Periduralkatheters geplant, kann der Katheter ggf. angenäht werden (➤ Abb. 9.9).
- Nun darf sich der Patient wieder bequem hinlegen, vorzugsweise auf die zu operierende Seite, bei hyperbaren Lokalanästhetika kann sich so das Medikament besser ausbreiten.
- Mit einer vollständigen Wirkung bzw. Ausbreitung der Anästhesie ist nach ca. 20 Minuten zu rechnen.

9.1.10 Überwachung nach Anlage des Periduralkatheters

- Mit dem Patienten kommunizieren; auf neurologische Veränderungen (z. B. Sprache) achten
- Kontinuierliche Kontrolle der Vitalparameter

- Ausdehnung der Anästhesie prüfen (Kältereize)
- Motorik beachten
- Dokumentation

9.2 Beobachtung, Pflege und Entfernung des Periduralkatheters

9.2.1 Infektionskontrolle durch den Anästhesisten

Eine zwei- bis dreimal tägliche Visite durch einen Anästhesisten ist empfehlenswert, hierbei sollten folgende Punkte beachtet werden:

- Gewährleistung der Effektivität des Katheters
- Erhebung eines grob-neurologischen Status
- Kontrolle der Einstichstelle auf Juckreiz, Schwellung, Rötung, Ausfluss, Schmerz
- Bei Vorliegen von Infektionszeichen: Katheterentfernung durch Anästhesisten
- Ggf. mikrobiologische Untersuchung der Katheterspitze und Abstrich der Einstichstelle
- Dokumentation

9.2.2 Pflegerische Aspekte

- Regelmäßige Patientenbeobachtung.
- Medikamente sowie deren Dosierung werden vom Anästhesisten angeordnet.
- Eruieren des Schmerzzustands anhand der visuellen Analogskala.
- Neurologische Kontrolle einmal pro Schicht (Sensibilität und Motorik hinterfragen und dokumentieren).
- Funktion des Katheters kontrollieren: Läuft der Perfusor problemlos? Dichtigkeit des Filters? Fixation des Katheters? Druckstellen?
- Der Anschluss des Perfusors erfolgt unter sterilen Bedingungen sowie nur über einen Bakterienfilter.
- Bei Verwendung von Transparentpflastern wird aktuell kein routinemäßiger Verbandwechsel empfohlen.

9.2.3 Liegedauer

- Indikation jeden Tag neu überdenken.
- Ab dem dritten Tag steigt das Infektionsrisiko drastisch an.
- Daher sollten Patienten, bei denen mit einer PDK-Liegedauer von mehr als fünf Tagen gerechnet werden muss, bereits vor dem Eingriff eine spezielle Risikoaufklärung erfahren.

9.3 Verbandwechsel beim Periduralkatheter

9.3.1 Material

- Händedesinfektion
- Unsterile Handschuhe zum Eigenschutz
- Hautdesinfektionsmittel
- Flächendesinfektionsmittel
- Sterile Tupfer
- Sterile Pinzette und sterile Schere
- Spezielles für Periduralkatheter geeignetes Transparentpflaster
- Stretchpflaster
- Bakterienfilter
- Spitzabwurf
- Entsorgungswagen (Mülltrennung!)

9.3.2 Durchführung

Der Verbandwechsel erfolgt mittels Non-Touch-Technik mit sterilem Verbandmaterial (Pinzette, Tupfer, Pflaster), Hautdesinfektionsmittel und unsterilen Einmalhandschuhen zum Eigenschutz bzw. sterilen Handschuhen (➤ Kap. 1)

- Hände waschen
- Patienten informieren
- Patienten lagern
- Händedesinfektion
- Handschuhe zum Eigenschutz anziehen
- Vorsichtig den alten Verband entfernen, evtl. mit Desinfektionsspray anlösen
- Inspektion der Einstichstelle auf Juckreiz, Rötung, Schwellung, Schmerz bzw. Flüssigkeitsaustritt
- Desinfektion der Einstichstelle unter Beachtung der Einwirk- und Trockenzeit
- Reinigung mit sterilen Tupfern
- Aufbringen des speziellen Transparentpflasters (das eine tägliche Inspektion der Einstichstelle ermöglicht)
- Bakterienfilterwechsel
- Bei intermittierender Medikamentengabe mit Verschlussstopfen den Verschlusskonus vom Filter abstöpseln
- Entsorgung des alten Verbands
- Dokumentation

9

9.4 Durchführung der Spinalanästhesie

9.4.1 Definition

Unter einer „Spinalanästhesie" versteht man das Einbringen eines Lokalanästhetikums in den Subarachnoidalraum mit dem Ziel der Schmerzausschaltung.

9.4.2 Indikationen

- Operative Eingriffe im Bereich der unteren Extremitäten
- Eingriffe im Mittel- und Unterbauch sowie an der unteren Extremität, bei denen der Patient wach bleiben soll oder dieses selbst möchte
- Geburtshilfe
- Patient mit respiratorischer Erkrankung
- Hämorrhoiden-OP

9.4.3 Kontraindikationen

- Ablehnung durch den Patienten
- Unkooperativer Patient
- Unbehandelte Hypovolämie
- Allergie gegen Lokalanästhetika
- Gerinnungsstörungen

- Ausgeprägte Deformierung der Lendenwirbelsäule
- Bekannte schwere Migräne
- Neurologische Erkrankungen
- Manifeste Herzinsuffizienz
- Exzessiver Hypertonus

9.4.4 Punktionsort

- Lumbal: Sehr häufig zwischen L3/L4 bzw. L4/L5
- Landmarken: Hierzu nimmt man die Verbindungslinie der Beckenkämme, welche die Wirbelsäule auf Höhe des vierten Lendenwirbeldornfortsatzes kreuzt. Legt man nun die flachen Hände auf die Beckenkämme auf, so treffen sich die beiden Daumen in Höhe des Dornfortsatzes L4 (➤ Abb. 9.10).
- Die Punktionsstelle kann durch stärkeren Druck mittels Fingernagel (z. B. Daumen) markiert werden, somit ist sie auch nach der Desinfektion noch für den Punkteur lokalisierbar.

9.4.5 Punktionstechniken (Auswahl obliegt Arzt)

- Paramedianer Zugang: Punktion des Subarachnoidalraums von der Seite
- Medianer Zugang: Punktion des Subarachnoidalraums von der Mittellinie

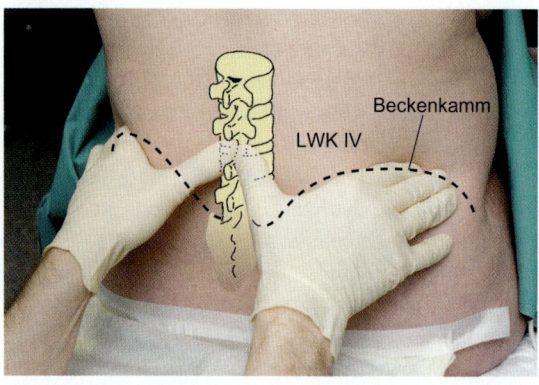

Abb. 9.10 Ertasten des Punktionsortes. [K115]

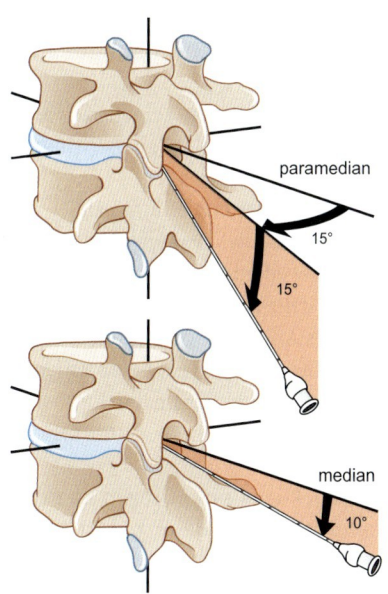

Abb. 9.11 Paramedianer bzw. medianer Zugang zum Subarachnoidalraum. [L108]

9.4.6 Positionierung des Patienten

- Die Punktion erfolgt am sitzenden (mit hängenden Schultern und gesenktem Kopf auf die Brust) bzw. auf der linken Seite liegenden Patienten; hierzu muss der Patient in beiden Fällen einen „Katzenbuckel" machen.
- Durch die eben beschriebene Positionierung des Patienten wird ein Auseinanderweichen der Dornfortsätze in der Lumbalregion erreicht, welche die Punktion der Zwischenwirbelräume deutlich erleichtert (➤ Kap. 9.1).

9.4.7 Komplikationen

- Postspinaler Kopfschmerz (hervorgerufen durch Liquorverlust infolge des Duralecks)
- Blutdruckabfall (Sympathikusblockade)
- Übelkeit, Erbrechen
- Harnverhalt
- Blutung
- Allergische Reaktionen
- Abgebrochene Nadel
- Vasovagale Synkope während der Punktion
- Hirnnervenstörungen
- Temporärer Harnverhalt
- Körpertemperaturabfall
- Rückenmarksverletzung
- Infektionen (z. B. Meningitis) bei unsterilem Vorgehen
- Epidurales Hämatom
- Querschnittsymptomatik
- Hohe Spinalanästhesie mit Lähmung der Atemmuskulatur, Bradykardie und schwerster Hypotonie
- Totale Spinalanästhesie (lebensbedrohliche Komplikation!)

9.4.8 Material

- Patientenakte (Patienteneinwilligung!, Medikamentenanamnese, Laborparameter: Gerinnung [Quick, PTT]!, Thrombozyten!, Leukozyten?, CRP?)
- Mundschutz, Haube, steriler Kittel, sterile Handschuhe
- Ggf. chirurgischer Clipper
- Hautdesinfektionsmittel
- Vasokonstriktorische Medikamente für den Notfall bereithalten, z. B. Akrinor, Noradrenalin
- 1 Amp. (5 ml), z. B. Xylonest (Prilocain) 1 %, zur Lokalanästhesie der Punktionsstelle
- 1 Amp. (20 ml), z. B. Carbostesin (Bupivacain) 0,5 %
- Spinalkanülen (verschiedene Größen, z. B. 22G, 26G, 27G)
- Gefärbtes Hautdesinfektionsmittel
- Sterile Klemme
- Sterile Tupfer
- Sterile Kompressen
- Steriles Lochtuch (Klebetuch)

9

- Flüssigkeitsundurchlässige Unterlage, auf der der Patient sitzt bzw. liegt
- Sterile Einmalunterlage als Ablagefläche
- Sterile Spritzen (1 × 2 ml, 1 × 5 ml)
- Sterile (dicke) Kanüle, welche als Führungskanüle fungiert, sofern die Spinalnadel selbst keine hat
- Sterile Kanülen (zum Aufziehen)
- Steriler Pflasterverband
- Spitzabwurf
- Entsorgungswagen (Mülltrennung!)

9.4.9 Durchführung

> **! CAVE**
> Kein klarer Liquor, keine Anästhesie!

Nachfolgend wird die Durchführung einer Spinalanästhesie auf medianem Wege beschrieben:

- Beruhigend auf den Patienten einwirken; hier kommt dem Pflegepersonal eine besonders wichtige Aufgabe zu.
- Dem Patienten jeden Schritt des Vorgehens (ggf. mehrmals) erklären.
- Monitoring (EKG, NIBP, IBP, SpO$_2$).
- Händedesinfektion.
- Etablierung eines peripher venösen Zugangs (Volumengabe vor Punktion, z. B. 500 ml Elektrolytlösung).
- Aufbau des sterilen Arbeitsplatzes sowie Zureichen von weiterem sterilen Material durch das Pflegepersonal.
- Patienten in eine bequeme, sitzende Position bringen (Beine leicht gespreizt), damit im späteren Verlauf die Arme zwischen den Beinen herunterhängen bzw. auf dem Oberschenkel abgestützt werden können.
- Kontrolle, ob die Monitorkabel frei (nicht unter Zug) liegen.
- Patienten auffordern, einen „Katzenbuckel" zu machen.

- Eine Pflegekraft positioniert sich während des kompletten Vorgangs vor dem Patienten.
- Hierbei kann Patient seinen nach vorne herabhängenden Kopf an die Schulter der Pflegekraft anlehnen.
- Ggf. Rasur des Punktionsareals.
- Aufsuchen bzw. Markierung (mit Fingernagel oder Stift) der Punktionsstelle durch den Arzt, hier z. B. (L3/L4).
- Steriles Ankleiden des Arztes.
- Das Pflegepersonal kann den Patienten auf die Desinfektionsmaßnahme vorbereiten, z. B.: „Es wird mal kurz kalt am Rücken!"
- Desinfektion (mit gefärbtem Hautdesinfektionsmittel) des zu punktierenden Areals bzw. benachbarter Strukturen unter Beachtung der Einwirk- und Trockenzeit (dreimal).
- Platzierung des sterilen Lochtuchs.

> **! CAVE**
> Beim Einbringen der Spinalkanüle sollte der Punkteur die Kanüle so führen, dass der Anschliff bzw. das „offene Auge" der Kanüle nach lateral zeigt (Duraleck-Minimierung)!

- Spinalkanüle vorsichtig um 90° drehen mit Ausrichtung des Kanülenschliffs nach kranial.
- Strikte Fixierung der Kanüle in dieser Position; auf keinen Fall weiter vorschieben.

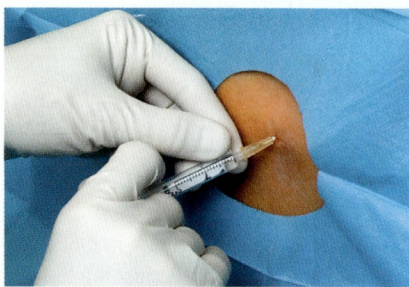

Abb. 9.12a Lokalanästhesie (Hautquaddel) von Haut und tiefer gelegenen Strukturen.

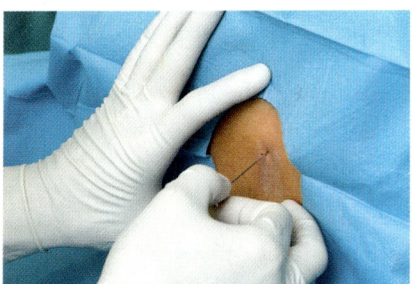

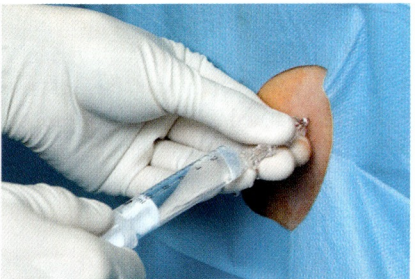

Abb. 9.12b Vorsichtiges Einbringen der Führungskanüle durch die Hautquaddel bis in das Ligamentum interspinale.

Abb. 9.13 Falls kein Spinalkatheter gewünscht, folgt nun die Injektion des bereits vorbereiteten Lokalanästhetikums. Vor der Injektion kurz Liquor in die mit dem Lokalanästhetikum gefüllte Spritze aspirieren. Bei positiver Liquoraspiration kommt es in Kombination mit dem Lokalanästhetikum zu einer „Schlierenbildung" (= Barbotage)! [K115]

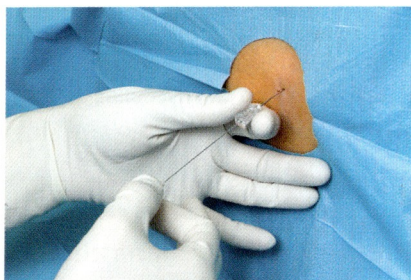

- Danach die Kanüle vorsichtig entfernen.
- Kanüle im Spitzabwurf entsorgen.
- Klebetuch entfernen.
- Punktionsstelle steril verkleben.
- Patienten nach Anordnung lagern, damit sich das hyperbare Lokalanästhetikum optimal ausbreiten kann.
- Dokumentation.

Abb. 9.12c Vorsichtiges Einbringen einer dünnen Spinalkanüle über die Führungskanüle.

9.4.10 Pflegerische Aspekte

- Regelmäßige Kontrolle der Vitalfunktionen.
- Patienten in den nachfolgenden Stunden und Tagen beobachten (Kopfschmerzen? Neurologische Auffälligkeiten? Sensibilitätsstörungen?) und bei ersten Anzeichen für Komplikationen sofort den Arzt informieren.
- Meist handelt es sich bei den Folgekopfschmerzen um den sog. „postspinalen Kopfschmerz". Diesen erfahren jüngere Patienten heftiger und häufiger als ältere Menschen. Sollte dieser Kopfschmerz über mehrere Tage anhalten bzw. sich als therapieresistent erweisen, besteht die Möglichkeit, mittels einer Blutplombe (Blut-Patch) das Duraleck zu verschließen. Hierfür werden dem Patienten ca. 10–15 ml Eigenblut unter

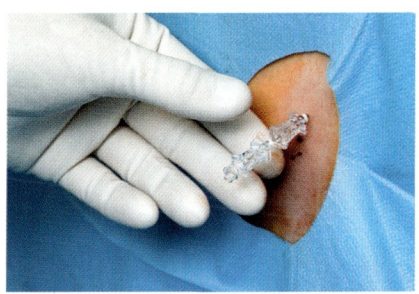

Abb. 9.12d Mandrin entfernen: Liquor muss frei abtropfen und klar sein bzw. klar werden; manchmal sind die ersten Tropfen noch leicht blutig, werden aber meist schnell klar. [K115]

!CAVE
Sollte zusätzlich das Einbringen eines Spinalkatheters gewünscht sein, muss der Punkteur, beim Einführen des äußerst dünnen Spinalkatheter darauf achten, dass die Katheterspitze ca. 3–4 cm tief im Liquorraum zum Liegen kommt.

sterilen Bedingungen entnommen und im Anschluss vom Arzt in den Periduralraum eingebracht. Nach dieser Maßnahme erfährt der Patient meist binnen kürzester Zeit eine deutliche Verbesserung seiner Symptome.

9.4.11 Wirkung

Die Wirkung ist abhängig von der Dosis in Milligramm, dem spezifischen Gewicht des injizierten Lokalanästhetikums sowie der Lagerung während und nach der Injektion des Patienten. Zudem beeinflussen die Höhe des Punktionsortes und die Liquormenge des Patienten den Wirkungsgrad. Die optimale Wirkung zeigt sich durch

- Wärme-/Schweregefühl der Beine sowie
- Sensibilitätsverlust.

Den Grad der Ausbreitung prüft man mit

- Desinfektionsspray,
- einem Eiswürfel,
- einem gekühlten Gelpolster.

Normalerweise sollte das Anästhetikum nach spätestens zehn Minuten seine volle Wirkung entfaltet haben. Bei unerwartetem Weiteraufsteigen über Brustwarzenniveau (entspricht Th4) können folgende Symptome am Patienten beobachtet werden:

- Beginnende Ateminsuffizienz
- Bradykardie
- Zunehmende Hypotonie
- Passagerer Bronchospasmus

Therapie:

- O_2-Gabe
- Hochlagerung der Beine
- Volumenersatztherapie
- Vasokonstriktion
- Adrenalin und Noradrenalin
- Ggf. Intubation und Beatmung

9.4.12 Management bei rapidem Blutdruckabfall im Rahmen der Spinalanästhesie

- Sauerstoffgabe via Maske mit Reservoir
- Vasokonstriktor z. B. Noradrenalin
- Volumensubstitution
- Schocklagerung

10 Intraossärer Zugang

10.1 Anlegen eines intraossären Zugangs

Anleitung zur Anlage eines intraossären Zugangs mittels Arrow® EZ-IO®.

10.1.1 Definition

Bei der Anlage eines „intraossären Zugangs" wird eine spezielle Intraossärnadel in den Markraum des Knochens eingebracht. Aufgrund der anatomischen Knochenstruktur im Bereich der verschiedenen Punktionsorte werden so eingebrachte Substanzen schnell in die systemische Zirkulation aufgenommen.

10.1.2 Indikationen

- Notfallzugang, wenn binnen 90–120 Sek. kein peripher-venöser Zugang gelegt werden kann
- Zugangsweg im Rahmen einer Reanimation gemäß AHA und ERC Leitlinien 2015

10.1.3 Kontraindikationen

- Fraktur an der zu punktierenden Extremität, insbesondere proximal des vorgesehenen Punktionsortes
- Hautinfektion im Bereich der Punktionsstelle
- IO-Zugang innerhalb der letzten 48 Stunden am vorgesehenen Punktionsort
- Prothesen (auch Teilprothesen)
- Anatomische Landmarken sind nicht auffindbar

10.1.4 Punktionsorte

- Proximaler Humerus
- Distales Femur
- Proximale Tibia
- Distale Tibia

10.1.5 Komplikationen und entsprechendes Vorgehen

Tab. 10.1 Komplikationen beim Anlegen eines intraossären Zugangs und Maßnahmen zur Vermeidung

Komplikation	Vorgehen
Dislokation	Nadel unmittelbar nach erfolgreicher Platzierung mit Daumen und Zeigefinger auf Hautniveau stabilisieren. Anschließend mit einem speziellen Fixierpflaster (EZ-Stabilizer-Pflaster) endgültig fixieren.
Extravasation	Durch manuelle Stabilisierung (siehe oben) und Verwendung des speziellen Fixierpflasters vermeidbar. Sollte es dennoch zu einer Extravasation kommen, muss die Applikation von Flüssigkeiten oder Medikamenten umgehend gestoppt und die Intraossärnadel entfernt werden. Anschließend ist ein neuer Punktionsort an einer anderen Extremität auszuwählen.
Kompartment-Syndrom	Optimale Fixierung der Intraossärnadel und kontinuierliche Überwachung des Punktionsortes auf eine mögliche Extravasation.
Fraktur	Bei korrekter Anwendung der Arrow® EZ-IO® nahezu unmöglich.
Infektion	Bei Einhalten hygienischer Standardmaßnahmen nahezu unmöglich. Die Rate für eine Osteomyelitits lag bei einer 1985 durchgeführten Untersuchung bei 0,6 %.
Schmerz	Die Schmerzen bei der Punktion werden von bei einer NRS von 1–3 angegeben. Die Applikation von Flüssigkeiten oder Medikamenten macht bei wachen Patienten eine Lokalanästhesie des Markraums vor der eigentlichen Applikation notwendig. Hierzu kann Lidocain 2 % in einer initialen Dosierung von 40 mg bei Erwachsenen und 0,5 mg/kg KG bei Kindern appliziert werden. Die Lidocaingabe muss langsam über einen Zeitraum von 1–2 Minuten erfolgen.

10.1.6 Verweildauer

Gemäß Herstellerangaben maximal 72 Stunden.

10.1.7 Intraossäre Punktionssysteme – Übersicht

- Manuelle Systeme: Speziell vorgefertigte Intraossär-Nadel wird durch Druck- und Drehbewegungen in das Knochenmark eingebracht
- Automatisierte Systeme: Nadel wird z. B. durch Federkraft automatisch in das Knochenmark eingebracht
- Halbautomatische Systeme: Mittels handlicher Bohrmaschine wird die Nadel in das Knochenmark eingebracht

10.1.8 Material: Arrow® EZ-IO®

- Arrow® EZ-IO®-Bohrmaschine
- Arrow® Intraossärnadeln unterschiedlicher Länge (15, 25 und 45 mm)
- EZ-Connect (Verbindungsleitung)
- EZ-Stabilizer-Pflaster
- Drei-Wege-Hahn
- Hautdesinfektion
- Sterile Tupfer
- Einmalhandschuhe
- Mehrere 10 ml-Luer-Lock Spritzen
- NaCl 0,9 %
- Ggf. Lokalanästhetikum
- Ggf. Druckinfusionsmanschette
- Spitzabwurf
- Entsorgungswagen (Mülltrennung!)

10.1.9 Durchführung mit der Arrow EZ-IO (Beispiel: Proximaler Humerus)

- Punktionsort identifizieren, hierzu die Hand des Patienten auf das Abdomen legen und den Ellbogen an den Körper des Patienten anlegen. Alternativ, beispielsweise bei einem liegenden Patienten, kann der Arm des Patienten nach innen rotiert und die Handfläche unter die Hüfte gelegt werden. Nun kann mit der flachen Hand das „grobe Ziel", der Humeruskopf, ertastet werden (➤ Abb. 10.1a).

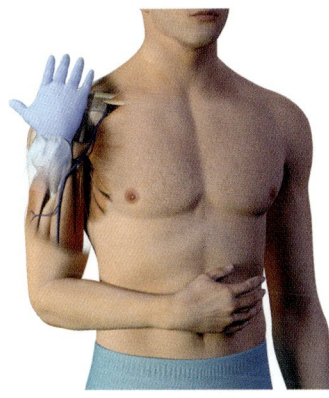

Abb. 10.1a Punktionsort bestimmen (I).

- Um den exakten Punktionsort zu finden, legt der Helfer eine Handkante auf die gedachte Mittellinie des Oberarms und die andere Handkante in die vorde-

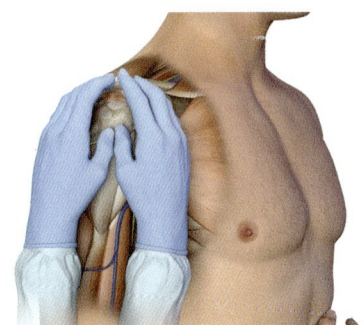

Abb. 10.1b Punktionsort bestimmen (II).

re Axillarfalte. Anschließend werden die Finger beider Hände zusammengeführt und mit den beiden Daumen das Tuberculum majus (großer Höcker) ertastet (➤ Abb. 10.1b).
- Punktionsort desinfizieren und dabei die Einwirkzeit des Desinfektionsmittels beachten (➤ Abb. 10.1c).

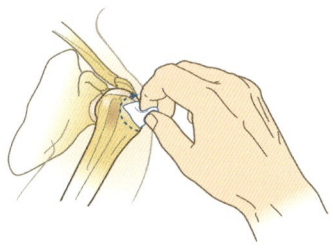

Abb. 10.1c Punktionsort desinfizieren.

- Zur Punktion des proximalen Humerus eines Erwachsenen die 45-mm-Nadel verwenden. Die Punktion erfolgt im 45 Grad-Winkel zur anterioren Ebene des Patienten mit einer ca. 45 Grad abgeneigten Nadelspitze. Haut am Punktionsort ohne Kraft durchstechen, bis der Widerstand des Knochens spürbar ist. Anschließend den Bohrschalter betätigen und bis auf das Hautniveau bohren, dabei darauf achten, dass durch die Nadel kein Druck auf das umliegende Gewebe ausgeübt wird (➤ Abb. 10.1d).

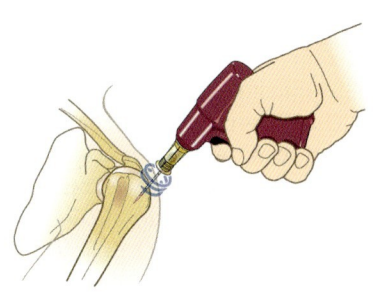

Abb. 10.1d Nadel einführen.

10

• Nadel mit Daumen und Zeigefinger auf Hautniveau stabilisieren, Bohrmaschine senkrecht vom Nadelansatz entfernen. Trokar ca. 2,5 Umdrehungen gegen den Uhrzeigersinn entfernen und im mitgelieferten Abwurfbehälter sichern (➤ Abb. 10.1e).

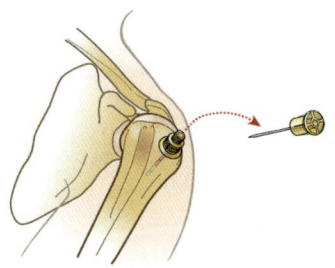

Abb. 10.1e Anschluss stabilisieren.

• EZ-Stabilizer-Pflaster auf den Nadelanschluss aufsetzen (➤ Abb. 10.1f).

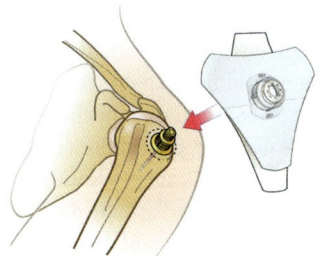

Abb. 10.1f Pflaster aufbringen.

• Vorgefüllte Verbindungsleitung (EZ-Connect) anbringen und anschließend den Markraum mit 5–10 ml NaCl 0,9 % spülen (Bolusgabe). Bei wachen Patienten muss nach Punktion und vor der Bolusgabe die Lokalanästhesie des Markraums erfolgen. Hierzu bei Erwachsenen eine Initialdosis von 40 mg Lidocain 2 % über einen Zeitraum von

zwei Minuten mit langsam steigendem Druck applizieren. Anschließend die Bolusgabe (5–10 ml NaCl 0,9 %) durchführen. Danach erfolgt eine zweite Gabe Lidocain 2 % in einer Dosierung von 20 mg über einen Zeitraum von einer Minute. Danach die vorbereitete Infusion mittels Dreiwegehahn anschließen und die gewünschte Flussrate einstellen. Unter Umständen kann eine Druckinfusion notwendig werden (➤ Abb. 10.1g).

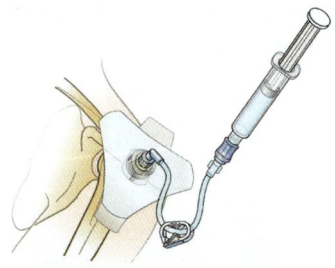

Abb. 10.1g Bolusgabe oder Lokalanästhesie des Markraums. [V379]

10.2 Entfernen des intraossären Zugangs

• Infusion stoppen
• EZ-Connect von der Intraossärnadel trennen
• EZ-Stabilizer-Pflaster entfernen
• 10 ml Luer-Lock-Spritze auf die Intraossärnadel aufschrauben
• Spritze im Uhrzeigersinn drehen und dabei leichten, senkrechten Zug ausüben
• Nach Entfernung der Intraossärnadel die Punktionsstelle mit einem Wundschnellverband versorgen

11 Infusion mittels Spritzenpumpe (am Beispiel des Perfusor® Space)

Im klinischen Alltag müssen Medikamente häufig kontinuierlich und intravasal verabreicht werden, um den therapeutischen Konzentrationsspiegel im Serum konstant zu halten. Es empfiehlt sich die Verwendung einer sog. Dosier- bzw. Spritzenpumpe, um eine exakte Förderrate (und Dosierung) zu gewährleisten.

11.1 Material

- Unsterile Einmalhandschuhe
- Händedesinfektionsmittel
- Hautdesinfektionsmittel
- Sterile Tupfer
- Vorbereitete Spritze (i. d. R. 50 ml) und Perfusorleitung
- Infusionsklemme
- Spritzenpumpe, ggf. Halterung
- Entsorgungswagen (Mülltrennung!)

11.2 Infusion anlegen

- Händedesinfektion und Handschuhe zum Eigenschutz sind obligat.
- Spritzenpumpe, Kabel und Netzstecker auf Unversehrtheit und sichere Fixierung prüfen (gültiges Prüfsiegel?!).
- Gerät einschalten und Selbsttest der Pumpe vor Inbetriebnahme abwarten.
- Sicherstellen, dass der Antriebskopf gänzlich ausgefahren ist.
- Fixierung der Spritze durch Zurückdrehen der Spritzenhalterung.
- Der Antriebskopf wird danach herangefahren und umschließt automatisch den Stempel mit der sog. Spritzenfixierung.
- Überprüfung der Perfusorleitung auf Lufteinschlüsse und eventuelle Knoten.
- Desinfektion aller Konnektionsstellen (Leitung und Patientenzugang) unter Einhaltung der Einwirk- und Trockenzeit.
- Konnektion des Spritzensets mit dem Patientenzugang.
- Förderrate an der Spritzenpumpe einstellen und Infusion starten.
- Dokumentation.

!CAVE

Bestimmte Pharmaka dürfen nicht peripher-venös verabreicht werden (z. B Katecholamin-Dauerinfusionen: Ausnahme CPR, Amiodaron-infusionen oder hochkalorische Lösungen). Eine Vielzahl von Arzneimitteln ist in Kombination inkompatibel (z. B. Torasemid und Heparin).

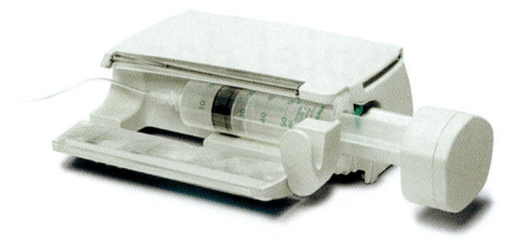

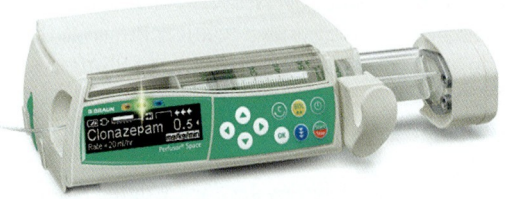

Abb. 11.1 Durch sachtes Heraus-ziehen und eine Drehung um 90° wird die Spritzenhalterung entrie-gelt, das Spritzensystem kann nun eingelegt werden. Hierfür arretiert der Anwender die Griffplatte der Spritze in der dafür vorgesehenen Fuge. [U223]

Tab. 11.1 Gerätemeldungen und konkrete Maßnahmen

Gerätemeldung	Entsprechendes Vorgehen
„Druckalarm", Ursache ist stets ein Ver-schluss des patientenzuführenden Systems; z. B. Knoten oder Knicke in der Perfusor-leitung, ein verschlossener Drei-Wege-Hahn, Auskristallisierung von Medikamenten oder eine Katheterokklusion	Ursache beheben; z. B. Knoten und Knicke ent-fernen, Drei-Wege-Hahn öffnen, nach Auskristalli-sierung Leitungswechsel usw.
„Standby-Alarm"	Standby-Zeit erneuern, bzw. Spritzensystem entfer-nen, wenn dieses keine Verwendung mehr findet
„Akku-Alarm"	Spritzenpumpe an das Stromnetz anschließen
„Spritzenvoralarm"	Alarmton „stumm" schalten und ggf. neue Spritze vorbereiten
„Spritze leer"	Vorbereitete Spritze einlegen oder Therapie lt. Anordnung beenden
„Gerätealarm"	Fehlermeldung notieren, Gerät vom Netz nehmen und an Medizintechnik übergeben; Therapie mit einer anderen Pumpe fortsetzen
Der Antriebskopf gleitet nicht an die Spritze; Ursache ist i. d. R. eine nicht korrekt einge-legte Spritze	Erneutes Einpassen der Griffplatte in die dafür vor-gesehene Fuge bzw. korrektes Einrasten der Sprit-zenhalterung

11.3 Infusion abnehmen

- Hygienische Händedesinfektion und das Tragen von Einmalhandschuhen sind obligat.
- Infusion stoppen, Desinfektion der Luer-Lock-Verbindung (vor! der Diskonnektion) unter Einhaltung der Einwirk- und Trockenzeit.
- Punktierte Vene proximal der Venenverweilkanülen-Spitze komprimieren und den Zugang mit 10 ml NaCl 0,9 % spülen (bei Verwendung eines Rückschlagventils kann auf das Abdrücken der Vene verzichtet werden).
- Erneute Desinfektion unter Einhaltung der Einwirk- und Trockenzeit, wiederholt das punktierte Gefäß komprimieren und die Venenverweilkanüle mit einem geeigneten, sterilen Veschlusssystem verschließen.
- Anschließend wird der Spritzenhalter durch sachtes Herausziehen und eine Drehung um 90° entriegelt und der Antriebskopf ganz ausgefahren.
- Nach Entnahme und Entsorgung der Spritze wird die Pumpe ausgeschaltet.
- Dokumentation.

11.4 Spritzenwechsel bei weiterverwendetem System

- Der „Spritzenvoralarm" weist auf eine in Kürze leere Spritze hin → Alarm „stumm" schalten.
- Desinfektion der Hände und Anlegen von unsterilen Einmalhandschuhen.
- Neues Medikament aufziehen oder frisch vorbereitete Spritze bereitlegen.
- Sprühdesinfektion der Luer-Lock-Verbindung (zwischen Spritze und Überleitung) unter Einhaltung der Einwirk- und Trockenzeit.
- Dann den Spritzenhalter entriegeln und die Spritze entnehmen.
- Diskonnektion von Spritze und Leitung, dabei die Luer-Lock-Verbindung nicht mit den Fingern berühren!
- Nun die neue Spritze mit der Leitung korrekt verbinden und wie bereits beschrieben in die Pumpe einlegen.
- Sicherung der Spritze durch Zurückdrehen der Halterung und Heranfahren des Antriebskopfes.
- Klemme lösen, Infusion starten und die leere Spritze entsorgen.

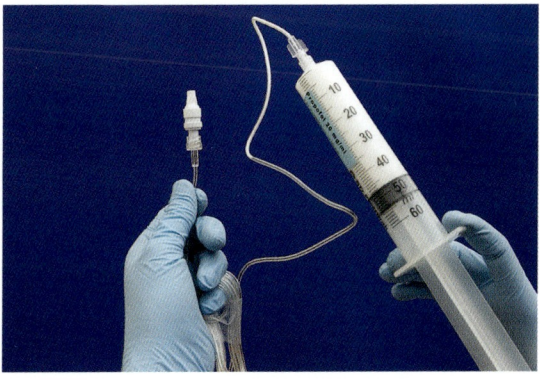

Abb. 11.2 Fachgerechtes Entlüften der Spritzenleitung. [K115]

11.5 Systemwechsel

- Die hygienische Händedesinfektion und das Tragen von Schutzhandschuhen sind obligat.
- Sprühdesinfektion aller Konnektionsstellen unter Einhaltung der Einwirk- und Trockenzeit (Patientenzugang zur Überleitung und Überleitung zur Spritze).
- Abklemmen der Leitung, um eine retrograde Infusion zu verhindern.
- Spritze wie bereits beschrieben aus der Pumpe entnehmen und die patientenferne Luer-Lock-Verbindung öffnen.
- Im Anschluss die neue Überleitung hygienisch korrekt anschließen und entlüften (➤ Abb. 11.2).
- Die mit neuer Leitung versehene Spritze in die Pumpe einlegen und arretieren.
- Dann die Vene proximal der VVK-Spitze abdrücken, die alte Überleitung entfernen und die neue anschließen, ohne dabei die Verbindungen zu berühren.
- Infusion starten und altes System (ohne Klemme) entsorgen.

11.6 Tipps und Tricks aus der Praxis

- Nichts ist in Stresssituationen zermürbender als das Piepsen mehrerer Spritzenpumpen zur selben Zeit. Dies gilt sowohl für den Patienten als auch für die Pflegekraft. Tipp: Zunächst alle Alarme „stumm" schalten, durchatmen und im Anschluss die Ursache(n) beheben.
- Erlaubt der physische und psychische Zustand des Patienten einen Spaziergang, ist dem nichts entgegenzusetzen. Mobilisation (Thromboseprophylaxe) ist für jeden Patienten von großer Bedeutung. Jedoch sollten im Vorfeld einige Punkte geklärt werden:
  - Ist der Akku der Pumpe ausreichend geladen?
  - Wurde die Spritzenpumpe gut gegen ein Herunterfallen gesichert?
  - Befindet sich noch eine ausreichende Medikamentenmenge in der Spritze?
  - Wurden VVK-Zugang und Leitung gut gesichert, um ein versehentliches Herausrutschen zu vermeiden?
  - Weiß der Patient, dass er bei Pumpenalarm, allgemeinem Unwohlsein, Schmerzen oder Auffälligkeiten der Punktionsstelle die Pflegekraft umgehend informieren muss?
- Um eine retrograde Infusion zu vermeiden, keine Blutdruckmessung am „Infusionsarm" durchführen! Wurden jedoch beide Arme mit Kanülen und laufenden Infusionen bestückt, muss vor der Messung die Infusion (z. B. durch einen verschlossenen Drei-Wege-Hahn) abgeklemmt werden.

11

12 Periphervenöse Tropfinfusionen

12.1 Infusion anlegen

12.1.1 Material

- Händedesinfektion
- Unsterile Einmalhandschuhe
- Hautdesinfektion
- Sterile Tupfer
- Spitzabwurf
- Entsorgungswagen (Mülltrennung!)
- Vorbereitete Infusion
- Bei Bedarf Infusionsständer/Infusionshose
- Ggf. entlüfteten Drei-Wege-Hahn
- 10 ml Spritze
- 1 Amp. NaCl 0,9 %
- Rollenpflaster
- Stift (Permanent) nur bei Glasflaschen verwenden, ansonsten beschriftete Aufkleber

12.1.2 Durchführung

- Präventive Maßnahmen wie Händewaschen, hygienische Händedesinfektion und das Tragen von Schutzhandschuhen sind obligat.
- Vorbereitete Infusion nochmals einer Sichtprüfung unterziehen (Trübung, Fällung, Färbung, Beimengungen, Beschädigung des Etiketts).
- 6-R-Regel (➤ Kap. 2).
- Sprühdesinfektion (unter Einhaltung der Einwirk- und Trockenzeit).
- Ggf. entlüfteten Drei-Wege-Hahn an Luer-Lock Ansatz anschließen.

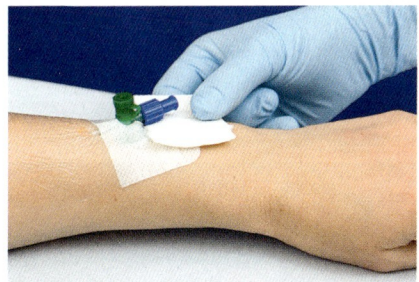

Abb. 12.1a Sterilen Tupfer unter dem Luer-Lock-Ansatz positionieren.

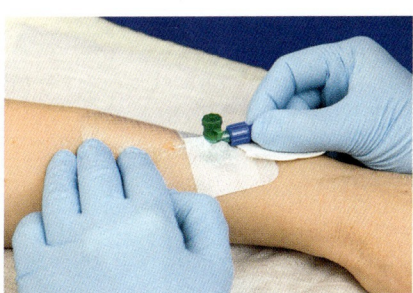

Abb. 12.1b Proximal der Punktionsstelle (am Ende der Venenverweilkanüle in der Vene) leichten Druck ausüben. Verschluss-Konus (ggf. Rückschlagventil) entfernen und in die Abwurfbox entsorgen.

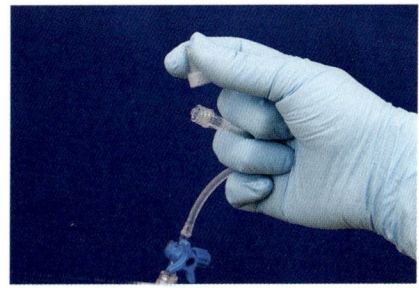

Abb. 12.1c Verschlusskappe vom Luer-Lock-Ansatz des Infusionssystems entfernen.

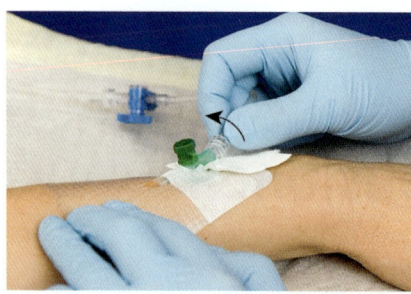

Abb. 12.1d Infusionssystem mit der vorbereiteten Infusion mittels Drehbewegung (im Uhrzeigersinn) an den Luer-Lock-Anschluss der Venenverweilkanüle anschließen.

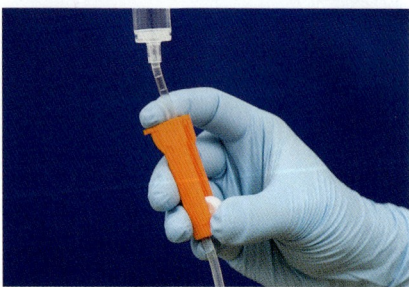

Abb. 12.1e Proximal den Druck lösen und Rollenklemme öffnen.

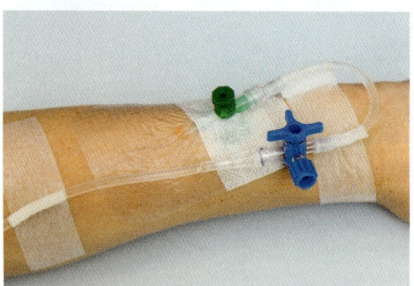

Abb. 12.1f Infusionsschlauch mittels Pflasterstreifen (in einer Schlaufe) fixieren, um etwaigen Abknickungen und Dislokationen (zur Zugentlastung) vorzubeugen. [K115]

!CAVE

Infusionsstopp und Arztkonsultation,
• falls die Infusion nicht läuft (Aspirationsversuch erfolgreich → mit NaCl 0,9 % spülen!),
• bei Schwellung, Schmerz, Brennen sowie hellrot pulsierender Blutsäule im System (arterielle Punktion!).

• Tropfgeschwindigkeit mittels Rollenklemme einstellen.
• Tupferentfernung.
• Ggf. Infusion mit Datum und Uhrzeit beschriften bzw. mit beschriftetem Aufkleber versehen.
• Dokumentation.

12.2 Infusion abnehmen

12.2.1 Material

- Hände-/Hautdesinfektion
- Einmalhandschuhe
- Sterile Tupfer
- 10 ml Spritze
- 1 Amp. NaCl 0,9 % (10 ml)
- Spitzabwurf, Entsorgungswagen
- Geeignetes, steriles Verschlusssystem (z. B. Verschluss-Konus)

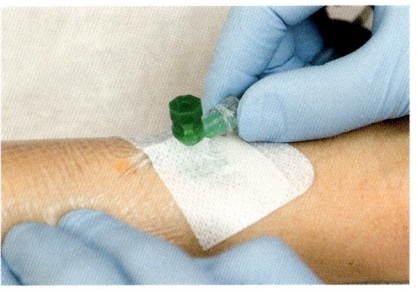

Abb. 12.2a Infusionsschlauch am Luer-Lock-Ansatz lösen.

12.2.2 Durchführung

- Präventive Maßnahmen wie Händewaschen, hygienische Händedesinfektion und Schutzhandschuhe sind obligat.
- Rollenklemme schließen.
- Pflasterstreifen lösen.
- Sprühdesinfektion von Luer-Lock-Verbindung, Infusion und Venenverweilkanüle.
- Sterilen Tupfer unter dem Luer-Lock-Ansatz positionieren.
- Proximal der Punktionsstelle leichten Druck ausüben.
- Proximal den Druck lösen.
- Infusion fachgerecht (beachte Arbeitsschutz) entsorgen.
- Dokumentation.

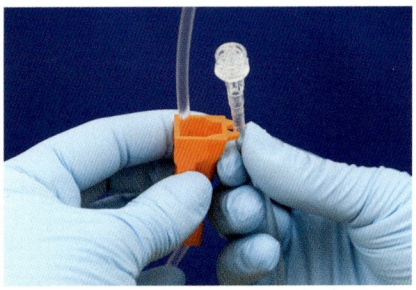

Abb. 12.2b Infusionsschlauch in die Haltevorrichtung hinter der Rollenklemme einhängen.

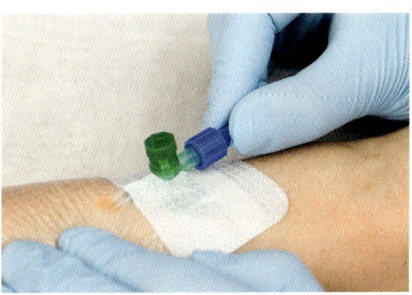

Abb. 12.2c Verschluss-Konus auf den Luer-Lock-Ansatz der Venenverweilkanüle aufsetzen und (im Uhrzeigersinn) festschrauben. [K115]

12.3 Flaschenwechsel bei weiterverwendetem System

12.3.1 Material

- Desinfizierte Arbeitsfläche
- Händedesinfektion
- Unsterile Einmalhandschuhe
- Hautdesinfektion
- Infusionsflasche
- Ggf. Infusionshose (Flaschenhalter)
- Stift (Permanent) nur bei Glasflaschen verwenden, ansonsten beschriftete Aufkleber
- Entsorgungsmöglichkeit für die Infusionsflasche

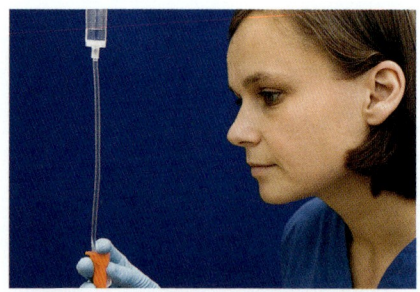

Abb. 12.3a Rollenklemme und Belüftungsfilter schließen und Kontrolle des Infusionsschlauchs auf Lufteinschlüsse; sollte keine Luft identifiziert werden, so kann das System weiterverwendet werden.

12.3.2 Durchführung

- Präventive Maßnahmen wie Händewaschen, hygienische Händedesinfektion und das Tragen von Schutzhandschuhen sind obligat.
- Die zu verabreichende Infusionsflasche auf desinfizierter Arbeitsfläche einer Sichtprüfung unterziehen (Trübung, Fällung, Färbung, Beschädigung des Etiketts 6-R-Regel) (➤ Kap. 2).
- Ggf. Infusionshose am Infusionsständer anbringen.
- Verschlussdeckel der Infusionsflasche entfernen.
- Ggf. Sprühdesinfektion (unter Einhaltung der Einwirk- und Trockenzeit) des Gummistopfens; vor allem bei Glasflaschen.
- Rollenklemme der leeren Infusion schließen. (➤ Abb. 12.3a)
- Dorn aus der leeren Infusionsflasche herausziehen (➤ Abb. 12.3b) und sachgerecht entsorgen.

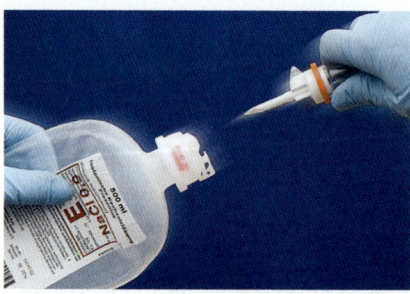

Abb. 12.3b Dorn aus der leeren Infusionsflasche herausziehen. [K115]

- Anschließend den Dorn des Infusionsbestecks mit einer Drehbewegung in die neue, stehende Flasche stechen.
- Infusionsflasche aufhängen.
- Ggf. Tropfkammer durch mehrfaches Zusammendrücken bis ca. zur Hälfte füllen, siehe Markierung.
- Belüftungsfilter (bei Glasflaschen ein Muss!) wieder öffnen.
- Rollenklemme öffnen, bis die gewünschte Tropfrate erreicht ist.
- Ggf. Infusion mit Datum und Uhrzeit beschriften bzw. mit beschriftetem Aufkleber versehen.
- Dokumentation in der Pflegekurve.

12.4 Beutelwechsel mit weiterverwendetem System

12.4.1 Material

- Desinfizierte Arbeitsfläche
- Händedesinfektion
- Einmalhandschuhe
- Hautdesinfektion
- Infusionsbeutel
- Beschriftete Aufkleber
- Entsorgungsmöglichkeit für den Infusionsbeutel

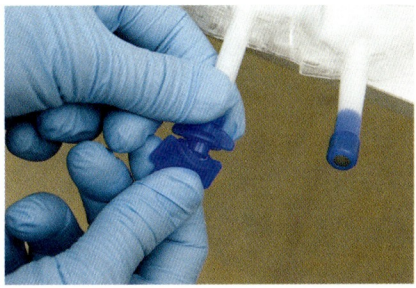

Abb. 12.4 Verschlussdeckel des Infusionsbeutels (für Infusionsbesteck!) entfernen. [K115]

12.4.2 Durchführung

(➤ Abb. 12.3a, ➤ Abb. 12.4, ➤ Abb. 12.5)
- Präventive Maßnahmen wie z. B. Händewaschen, die hygienische Händedesinfektion und das Tragen von Schutzhandschuhen sind obligat.

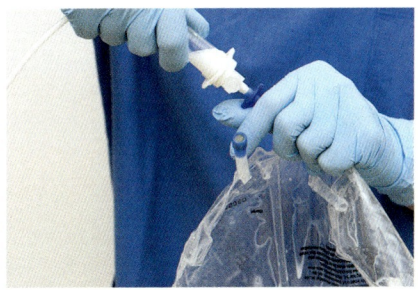

Abb. 12.5 Dorn aus dem leerem Infusionsbeutel herausziehen. [K115]

- Infusionsbeutel auf desinfizierter Arbeitsfläche einer Sichtprüfung unterziehen (Trübung, Fällung, Färbung, Beschädigung des Etiketts) und aus der Verpackung nehmen.
- 6-R-Regel (➤ Kap. 2).
- Rollenklemme schließen und Kontrolle des Infusionsschlauchs auf Lufteinschlüsse; sollte keine Luft identifiziert werden, so kann das System weiterverwendet werden.
- Dorn des Infusionsbestecks aus dem leeren Infusionsbeutel herausziehen (➤ Abb. 12.5) und anschließend mit einer Drehbewegung in den neuen, liegenden (!) Infusionsbeutel stechen.

- Infusionsbeutel drehen und aufhängen.
- Tropfkammer durch mehrfaches Zusammendrücken bis ca. zur Hälfte füllen, siehe Markierung.
- Belüftungsfilter nicht öffnen (siehe Herstellerangaben).
- Rollenklemme öffnen, bis gewünschte Tropfrate erreicht ist.
- Ggf. Infusion mit beschriftetem (Datum, Uhrzeit, zugemischte Medikamente) Aufkleber versehen.
- Infusionsbeutel fachgerecht (beachte Arbeitsschutz) entsorgen.
- Dokumentation.

13 Periphervenöse Infusion mittels Infusionspumpe (am Beispiel Infusomat® fm)

Häufig müssen Infusionen innerhalb eines vorgegebenen Zeitraums verabreicht werden, um kardial vorerkrankte Patienten nicht zu stark durch eine zu rasche Volumengabe zu belasten oder aber um eventuelle Blutzuckerentgleisungen durch glukosehaltige Infusionen zu vermeiden. Wichtig ist in jedem Fall die Verwendung spezieller Dosier- bzw. Infusionspumpen.

- Anschluss des Tropfenzählers (Tropfendetektor) an den dafür vorgesehenen Ring in der Mitte der Tropfenkammer; dabei nochmalige Kontrolle des Infusionspegels im Inneren der Tropfenkammer.
- Rollenklemme öffnen.

13.1 Material

- Unsterile Einmalhandschuhe
- Händedesinfektionsmittel
- Hautdesinfektionsmittel
- Sterile Tupfer
- Infusomat®, ggf. Halterung
- Entsorgungswagen (Mülltrennung!)

13.2 Infusion anlegen

- Das Tragen von Schutzhandschuhen und die vorherige Händedesinfektion sind obligat.
- Infusionspumpe/Netzstecker auf Unversehrtheit und sichere Fixierung prüfen (gültiges Prüfsiegel!).
- Gerät einschalten und vor Inbetriebnahme den Selbsttest der Pumpe abwarten (➤ Abb. 13.1).

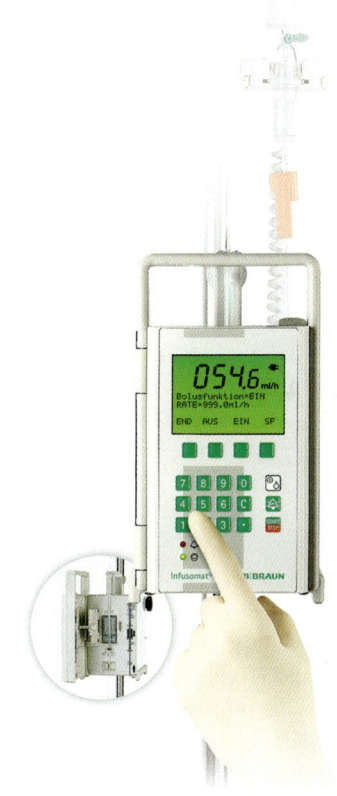

Abb. 13.1 Pumpenklappe öffnen und die vollständig entlüftete Infusomatleitung nach Angaben des Herstellers einlegen. Pumpenklappe schließen. [U223]

13

Tab. 13.1 Gerätemeldungen und konkrete Maßnahmen

Gerätemeldung	Entsprechendes Vorgehen
„Tropfalarm" – die Ursache befindet sich immer „vor" der Pumpe, z. B.: • die Infusionsflasche ist leer • der Infusionsdorn befindet sich noch innerhalb der Gummimembran • der Tropfenzähler wurde nicht angebracht oder ist verschmutzt • Infusionstropfen befinden sich an der inneren Wand der Tropfenkammer • der Infusionspegel steht zu hoch • Infusionslösung tropft aus dem Belüftungsfilter • die Rollenklemme ist noch verschlossen	Ursache beheben, z. B.: • Flasche wechseln, • Tropfenzähler anbringen oder reinigen, • Infusionstropfen durch leichtes Beklopfen mobilisieren, • Füllpegel minimieren, • Rollenklemme öffnen. Tropft jedoch Infusionslösung aus dem Belüftungsfilter, muss das Infusomatsystem aus hygienischen Gründen gewechselt werden.
„Luftalarm" – die Ursache der Störung befindet sich „in" der Pumpe, z. B.: • Luft im Infusionssystem • Knicke in der Infusomatleitung® auf Höhe des Luftdetektors (und bedingt durch diesen)	Ursache beheben, z. B. Pumpenklappe öffnen und Luft entfernen (dazu die Leitung vom Patienten dekonnektieren). Befindet sich ein Knick in der Leitung, muss ggf. das System gewechselt werden.
„Druckalarm" – die Störungsursache befindet sich „hinter" der Pumpe, z. B.: • abgeknickte oder verknotete Infusionsleitung • verschlossener Drei-Wege-Hahn • Auskristallisierung von Pharmaka oder Katheterokklusion	Ursache beheben, z. B.: • Knicke und Knoten entfernen • Drei-Wege-Hahn öffnen • Austausch der Infusionsleitung oder der VVK bei Okklusionen
„Standby-Alarm"	Standby-Zeit erneuern bzw. Infusion abbauen
„Akku-Voralarm" und „Alarmzeit abgelaufen"	Pumpe an die Stromversorgung anschließen; alarmiert die Pumpe weiter, Medizintechnik informieren → Akkuwechsel!
Alarm „KOR-Betrieb" (Keep-open-rate) oder „KVO-Betrieb" (Keep-vein-open-Betrieb)	Neue Förderrate für eine bestimmte Zeit einstellen und Infusion erneut starten
„Gerätealarm"	Fehlermeldung notieren, Gerät vom Netz nehmen und an die Medizintechnik übergeben; Therapie mit einer anderen Pumpe fortsetzen

• Desinfektion der Luer-Lock-Verbindung (Patientenzugang und Infusomatleitung®) unter Einhaltung der Einwirk- und Trockenzeit; danach Konnektion des Infusionssystems, hierbei muss die punktierte Vene proximal der VVK-Spitze palpiert werden.
• Berechnete Tropfrate an der Pumpe einstellen und Infusion starten.
• Dokumentation.

! CAVE

Eine Infusionspumpe alarmiert weder bei Veränderungen des Allgemeinzustands des Patienten noch bei Diskonnektionen oder paravasaler Infusion. Wichtig: Niemals den Patienten und dessen Sicherheit aus dem Auge verlieren!

13.3 Infusion abnehmen

- Desinfektion der Hände und das Tragen von unsterilen Einmalhandschuhen zum Eigenschutz sind obligat.
- Infusion stoppen und Pumpe ausschalten.
- Infusomatleitung nach Desinfektion der Luer-Lock-Verbindung dekonnektieren; hierbei muss die punktierte Vene proximal der VVK-Spitze abgedrückt werden.
- Verschluss der VVK durch ein geeignetes, steriles Verschlusssystem (z. B. Verschluss-Konus)
- Ggf. den Zugang mit ca. 10 ml NaCl 0,9 % über den Zuspitzport der VVK nach vorheriger Desinfektion spülen.
- Tropfenzähler entfernen und an der Pumpe arretieren, Rollenklemme schließen; nach Öffnung der Pumpenklappe kann das System sachgerecht entsorgt werden.
- Dokumentation.

13.4 Flaschen-/Beutelwechsel bei weiterverwendetem System

- Der „Tropfalarm" verweist auf eine leere Infusionsflasche. Beinhaltet der Therapieplan eine kontinuierliche Infusion, muss die Flasche bzw. der Infusionsbeutel gewechselt werden.
- Standby-Funktion aktivieren.
- Desinfektion der Hände und ggf. Anlegen von unsterilen Einmalhandschuhen.
- Belüftungsfilter und Rollenklemme schließen; Tropfenzähler von der Tropfenkammer abnehmen und auf die Halterung an der Pumpe schieben.
- Pumpenklappe öffnen und komplettes System (inkl. Flasche/Beutel) entnehmen.

- Infusionsdorn aus der leeren Flasche bzw. dem leeren Beutel entnehmen.
- Nun den Infusionsdorn in die neue, (auf einer festen Unterlage) stehende Infusionsflasche bzw. in den neuen, liegenden Infusionsbeutel eindrehen (Herstellerangaben bzgl. Desinfektion beachten).
- Infusionssystem aufhängen und wie zuvor beschrieben in die Pumpe einlegen; danach die Pumpenklappe schließen.
- Den Tropfenzähler erneut am Ring der Tropfenkammer anbringen, Belüftungsfilter bei Verwendung von Infusionsflaschen aufklappen und anschließend die Rollenklemme öffnen.
- Standby-Funktion beenden, Infusion starten und leere Infusionsflasche sachgerecht entsorgen.
- Dokumentation.

13.5 Systemwechsel

- Das Tragen von unsterilen Schutzhandschuhen und die vorherige Händedesinfektion sind obligat.
- Infusionsförderung stoppen und Standby-Funktion aktivieren.
- Tropfenzähler entfernen und in der Halterung fixieren.
- Belüftungsfilter und Rollenklemme schließen.
- Komplettes System nach Öffnung der Pumpenklappe entnehmen.
- Infusionsdorn durch eine leichte Drehbewegung aus der Infusionsflasche entnehmen und im Griff der Rollenklemme sichern.
- Sprühdesinfektion des Infusionsports bzw. der Gummimembran unter Einhaltung der Einwirk- und Trockenzeit; danach die neue Infusomatleitung in die stehende Flasche bzw. den liegenden Beutel eindrehen.

- Infusion aufhängen und Tropfenkammer zu ca. ⅓ befüllen; im Anschluss den Tropfenzähler anbringen und bei Infusionsflaschen den Belüftungsfilter öffnen.
- Nachfolgend die Leitung entlüften und in die Pumpe einlegen.
- Konnektionsstellen desinfizieren.
- Vene proximal der Venenverweilkanülen-Spitze abdrücken, die alte Leitung entfernen und entsorgen und das neue System anschließen.
- Rollenklemme öffnen, Standby-Funktion beenden und Infusion fortsetzen.
- Dokumentation.

13.6 Tipps und Tricks aus der Praxis

- Infusionsleitungen müssen nach spätestens 96 Stunden (ohne Patientendiskonnektion) gewechselt werden. Systeme, die mit Fettlösungen bestückt sind, sollen nach jeder Diskonnektion, spätestens jedoch nach 24 Stunden, ersetzt werden (Herstellerangaben beachten).
- Infusionsflaschen/-beutel immer oberhalb der Pumpe und die Pumpe immer über Herzniveau des Patienten aufhängen.
- Nichts ist in Stresssituationen zermürbender als das Piepsen mehrerer Infusionspumpen zur selben Zeit; dies gilt sowohl für den Patienten als auch für die Pflegekraft; Tipp: erst einmal alle Alarme „stumm" schalten, durchatmen und im Anschluss die Ursache(n) beheben.
- Erlaubt der physische und psychische Zustand des Patienten einen kleinen Spaziergang, ist dem nichts entgegenzusetzen; Mobilisation (Thromboseprophylaxe) ist für jeden Patienten von großer Bedeutung; jedoch sollten im Vorfeld folgende Punkte berücksichtigt werden:
  - Ist der Akku der Pumpe ausreichend geladen?
  - Wurden Infusionspumpe und Infusionsflasche/-beutel gut gegen ein Herunterfallen gesichert?
  - Befindet sich noch eine ausreichende Infusionsmenge in der Flasche?
  - Wurden der Venenverweilkanülen-Zugang und die Leitung gut gesichert, um ein versehentliches Herausrutschen zu vermeiden?
  - Weiß der Patient, dass er bei Pumpenalarm, allgemeinem Unwohlsein, Schmerzen oder Auffälligkeiten der Punktionsstelle umgehend die Pflegekraft informieren muss?
- Zur Vermeidung einer retrograden Infusion keine Blutdruckmessung am „Infusionsarm" durchführen; wurden beide Arme mit Kanülen und laufenden Infusionen bestückt, muss zur Messung die Infusion (z. B. durch einen verschlossenen Drei-Wege-Hahn) abgeklemmt werden.

14 Subkutane Infusionen

14.1 Infusion anlegen

14.1.1 Definition

Unter einer „subkutanen Infusion" versteht man das Einbringen von Ringer-Lösung oder NaCl 0,9 % ins Unterhautfettgewebe. Diese Methode findet hauptsächlich im Bereich der Geriatrie sowie bei pflegebedürftigen Patienten Anwendung.

14.1.2 Indikationen

- Keine bedarfsgerechte Flüssigkeitsaufnahme per os möglich
- Vorübergehend negative Flüssigkeitsbilanz (z. B. Fieber, Diarrhö)
- Leichte Dehydratation
- Flüssigkeitssubstitution unter speziellen Umständen, in denen eine intravenöse Zufuhr erschwert durchzuführen ist (z. B. im häuslichen Milieu bzw. im Pflegeheim)
- Keine PEG-Sonden-Anlage sinnvoll (schnelle Zustandsverbesserung oder aber sehr kurze Lebenserwartung)
- Temporär bis zur Etablierung einer PEG-Sonde

14.1.3 Klinische Zeichen einer Exsikkose

- Somnolenz
- Agitiertheit
- Verminderter Allgemeinzustand
- Verwirrtheit
- Trockene Haut
- Stehende Hautfalte (im Alter kein sicheres Zeichen)
- Oligurie/Anurie
- Vermehrte kollaptische Ereignisse, z. B. im Rahmen einer Durchfallerkrankung

Begünstigende Faktoren einer Exsikkose

- Herabgesetztes Durstgefühl
- Vermeiden des Toilettengangs
- Eingeschränktes Kurzzeitgedächtnis
- Antriebslosigkeit
- Eingeschränkte Mobilität
- Schluckstörungen, Hemiplegie
- Unwissenheit der Pflegepersonen über die Notwendigkeit einer ausreichenden Flüssigkeitszufuhr

14.1.4 Absolute Kontraindikationen

- Schwerste Dehydratation
- Notfall mit umgehender Notwendigkeit zur Volumensubstitution
- Schock

Relative Kontraindikationen

- Dekompensierte Herzinsuffizienz
- Schwere Gerinnungsstörungen oder therapeutische Antikoagulation (z. B. Cumarine)

14.1.5 Infusionsorte

- Abdomen
- Oberschenkel (lateral, ventral bzw. medial)
- Rücken (zwischen den Schulterblättern)
- Flanke

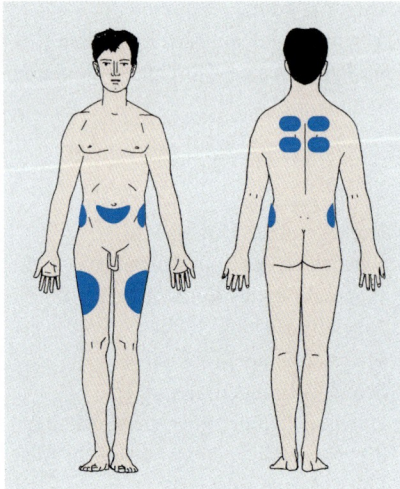

Abb. 14.1 Punktionsorte. [L215]

14.1.6 Komplikationen und entsprechendes Vorgehen

Tab. 14.1 Komplikationen einer subkutanen Infusion und Vorgehensweisen

Komplikation	Vorgehen
Infusion läuft nicht	Ortswechsel der Punktionsstelle bzw. flacheren Einstichwinkel probieren
Blut im Butterfly-Schlauch	Erneute Punktion
Frühzeitiger Schmerz (nach 10–20 Min.)	Kanüle wurde evtl. zu tief platziert (z. B. intramuskulär), Ortswechsel der Punktionsstelle, flacheren Einstichwinkel probieren
Später Schmerz (bis 120 Min.)	Infusionsgeschwindigkeit reduzieren, evtl. Ortswechsel
Rötung der Punktionsstelle	Kühlung, meist harmlos
Lokale Infektion	Bei korrekter aseptischer Durchführung selten, Arzt kontaktieren
Resorption verzögert, persistierende Schwellung > 4 Stunden	Nach Beendigung der Infusion: selten, meist harmlos, Reduzierung der Infusionsgeschwindigkeit und des Infusionsvolumens
Schwellungen im Genitalbereich	meist bei Infusion im Bereich Abdomen/Flanke, harmlos und nach Ende der Infusion reversibel

14.1.7 Material

- Patienten informieren und lagern
- Wischdesinfektion der Ablage
- Unsterile Einmalhandschuhe
- Desinfektionsspray
- Sterile Tupfer
- Steriles Fixierpflaster (transparent)
- Sicherheitsbutterfly-Kanüle
- 1 Amp. NaCl 0,9 %
- 1 × 10 ml Spritze zum Entlüften
- Infusionslösung (ausschließlich: Ringer-Lösung oder NaCl 0,9 %)

14.1.8 Durchführung

- Patienten komfortabel lagern
- Händedesinfektion, Handschuhe zum Eigenschutz
- Infusionsort auswählen

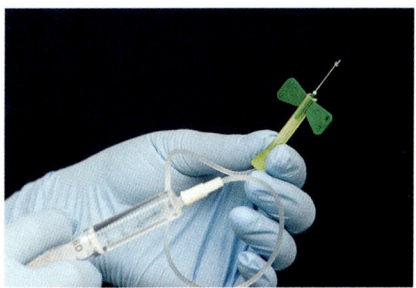

Abb. 14.2c Entlüften der Butterflykanüle.

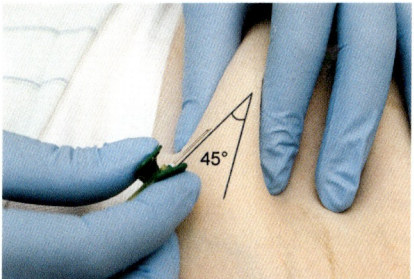

Abb. 14.2d Einbringen der Butterfly-Kanüle im 45°-Winkel.

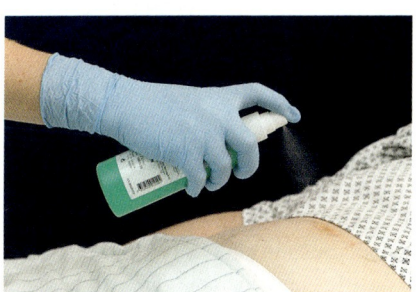

Abb. 14.2a Großzügige Desinfektion der Punktionsstelle unter Beachtung der Einwirkzeit.

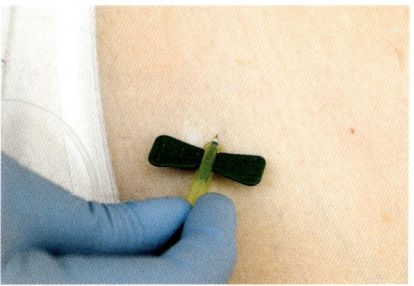

Abb. 14.2e Kanüle muss in der Subkutis platziert werden und leicht beweglich sein.

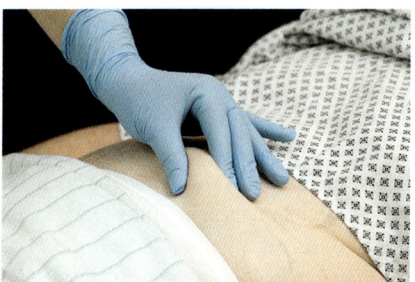

Abb. 14.2b Anheben der Bauchhaut von der darunterliegenden Muskulatur.

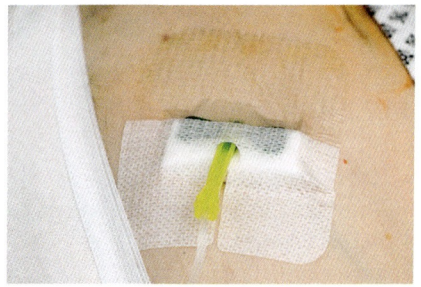

Abb. 14.2f Fixation der Kanüle mit transparentem Fixierpflaster.

14

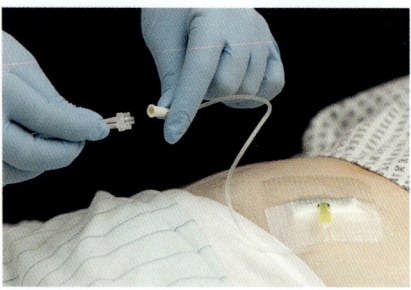

Abb. 14.2g Anschließen der vorbereiteten Infusion. [K115]

14.1.9 Wahl der Tropfgeschwindigkeit

- 1.000 ml in 6–8 Stunden
- Bis 1.000 ml in 4 Stunden möglich
- Beachte: Kreatinin-, Harnstoff- und Elektrolytwerte
- Vorsicht bei Patienten mit Herzinsuffizienz

14.2 Infusion abnehmen/ Kanülenentfernung

14.2.1 Material

- Unsterile Einmalhandschuhe
- Sterile Tupfer
- Steriles Pflaster
- Spitzabwurf
- Entsorgungswagen (Mülltrennung!)

14.2.2 Durchführung

- Händedesinfektion
- Unsterile Einmalhandschuhe anziehen
- Steriles Pflaster öffnen
- Kanüle entfernen
- Kanüle sicher in der Abwurfbox entsorgen
- Insertionsstelle (kurz) mit sterilem Tupfer komprimieren
- Steriles Pflaster aufkleben
- Dokumentation

14.3 Tipps und Tricks aus der Praxis

- Die durch die Infusion hervorgerufene Schwellung ist keine Komplikation, sondern eine Konsequenz der Therapie!
- Kältegefühl und Blässe des beschriebenen Hautareals gelten ebenfalls als problemlos.
- Es empfiehlt sich, in der geriatrischen Praxis die Infusion über die Nachtstunden zu applizieren, damit Mobilität und physiotherapeutische Maßnahmen am Folgetag nicht eingeschränkt sind.
- Aufgrund ihres herabgesetzten Hautturgors sind ältere Patienten für diese Therapie prädisponiert; junge Probanden beschrieben das Prozedere als äußerst unangenehm.
- Subkutane Infusionen stellen eine einfache und effektive Option zur Prävention und Therapie von Exsikkoseereignissen dar.
- Schonendes Verfahren, gerade für kardial vorbelastete Patienten.
- Faustregel (bei 1.000 ml in 4–6 Std.) Tropfgeschwindigkeit: 60 Tropfen pro Minute.
- Vermeidung unnötiger Hospitalisation älterer Patienten.
- Sowohl die Indikationsstellung auch die Verabreichung solcher Infusionen kann fast immer der Verantwortung des Pflegepersonals übertragen werden.

15 Infusion über einen Zentralen Venenkatheter

15.1 Infusion anlegen

15.1.1 Material

- Händedesinfektion
- Unsterile Einmalhandschuhe
- Hautdesinfektion
- Sterile Tupfer
- Vorbereitete Infusion
- Bei Bedarf Infusionsständer/Infusionshose
- Ggf. entlüfteten Drei-Wege-Hahn
- Spitzabwurf
- Entsorgungswagen (Mülltrennung!)

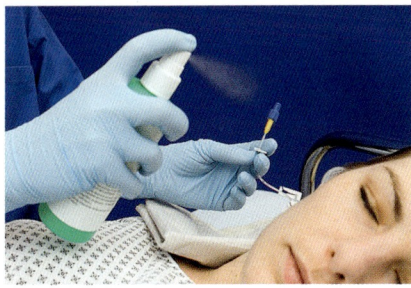

Abb. 15.1a Ggf. erneute Desinfektion; bei grober Verunreinigung mit einem in NaCl 0,9 % getränkten, sterilen Tupfer reinigen und nochmals desinfizieren.

15.1.2 Durchführung

- Präventive Maßnahmen, z. B. die hygienische Händedesinfektion und das Tragen von Schutzhandschuhen, sind obligat.
- Vorbereitete Infusion einer Sichtprüfung unterziehen (Trübung, Fällung, Färbung, Beschädigung des Etiketts).
- 6-R-Regel (➤ Kap. 2).
- Schiffchen (Klemme) schließen.
- Luer-Lock-Ansätze desinfizieren (Infusionssystem und ZVK).
- Infusion mit gewünschter Tropfrate starten.
- Dokumentation in der Pflegekurve (➤ Abb. 15.1a–e).

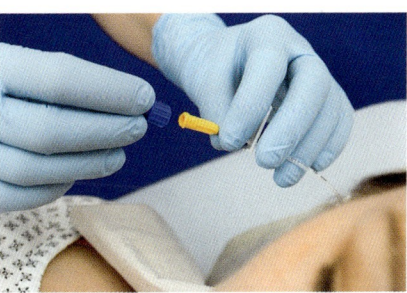

Abb. 15.1b Verschluss-Konus vom zu bestückenden Schenkel entfernen und in die Abwurfbox entsorgen.

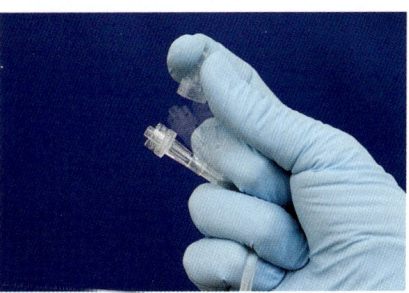

Abb. 15.1c Verschlusskappe vom Luer-Lock-Ansatz des Infusionssystems entfernen.

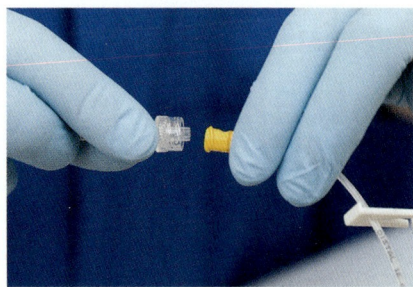

Abb. 15.1d Infusionssystem der vorbereiteten Infusion mittels Drehbewegung (im Uhrzeigersinn) am Luer-Lock-Anschluss des ZVK anschließen.

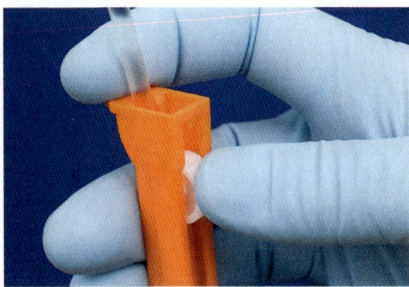

Abb. 15.2 Rollenklemme der Infusion und Schiffchen des ZVK schließen. [K115]

- Sprühdesinfektion (unter Einhaltung der Einwirk- und Trockenzeit) von Luer-Lock-Verbindung, Infusion und ZVK.

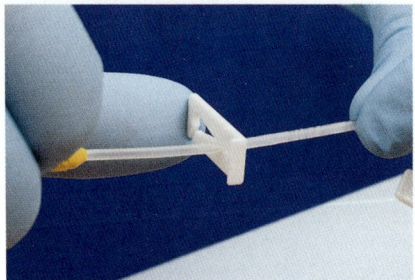

Abb. 15.1e Schiffchen (Klemme) öffnen. [K115]

15.2 Infusion abnehmen

15.2.1 Material

- Händedesinfektion
- Unsterile Einmalhandschuhe
- Hautdesinfektion
- Sterile Tupfer
- 1× 20 ml Spritze
- Ggf. 20 ml Amp. NaCl 0,9 %
- Spitzabwurf
- Entsorgungswagen (Mülltrennung!)
- Verschluss-Konus (Kombistopfen)

15.2.2 Durchführung

- Präventive Maßnahmen, z. B. die hygienische Händedesinfektion (➤ Kap. 1.1) und das Tragen von Schutzhandschuhen, sind obligat.

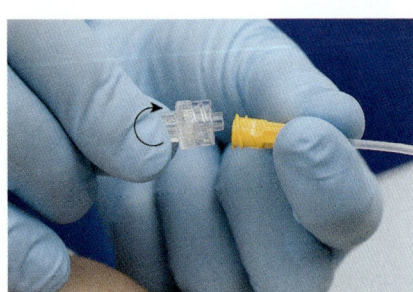

Abb. 15.3 Infusionsschlauch mittels Drehbewegung (entgegen dem Uhrzeigersinn) am Luer-Lock-Ansatz lösen. [K115]

- Infusionsschlauch in die Haltevorrichtung hinter der Rollenklemme einhängen (➤ Abb. 12.2b).
- Sprühdesinfektion (unter Einhaltung der Einwirk- und Trockenzeit).

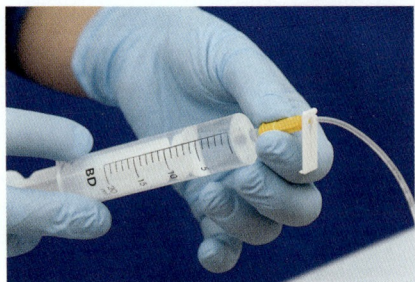

Abb. 15.4 Spülung des Schenkels mit 20 ml NaCl 0,9 %. [K115]

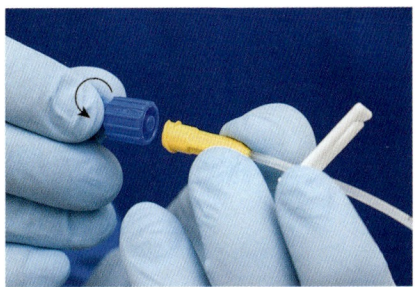

Abb. 15.5 Verschluss-Konus auf den Luer-Lock-Ansatz des ZVK-Schenkels aufsetzen und (im Uhrzeigersinn) festschrauben. [K115]

- Infusion fachgerecht (beachte Arbeitsschutz) entsorgen.
- Dokumentation.

15.2.3 Spülung von Kathetern

Zur Spülung eines Zentralen Venenkatheters nimmt die KRINKO des Robert-Koch-Institut wie folgt Stellung:
- Nicht getunnelte konventionelle ZVK sollen mit mindestens 10 ml steriler 0,9 %-NaCl-(Kochsalz-) Lösung ohne Heparin-Zusatz gespült und/oder geblockt werden (Kat. II).
- Bei ausnahmsweise erforderlicher Heparin-Blockung (z. B. bei unvermeidbaren häufigen Blutabnahmen aus dem Katheter) soll eine kommerziell erhältliche, vom Hersteller in Einzeldosisampullen bereitgestellte Heparinlösung (z. B. 100 IE Heparin/ml) patientenbezogen verwendet werden, um das Risiko einer Kontamination des Heparin-Blocks bei der manuellen Rekonstitution zu vermeiden (Kat. II).
- In klinischen Bereichen mit sehr hohem Verbrauch bzw. mit besonders vulnerablen Patienten ist der Einsatz fertig konfektionierter Spritzen mit steriler 0,9 %-NaCl-(Kochsalz-)Lösung naheliegend, weil hierdurch das Risiko einer manuellen Kontamination beim Aufziehen reduziert werden kann (Kat. II).

15.3 Tipps und Tricks aus der Praxis

- Zur Vorbeugung katheterassoziierter Infektionen sollte auf einen regelmäßigen Wechsel der Infusionsleitungen und Katheter geachtet werden.
- Bei Applikation fetthaltiger Lösungen sollte die Infusionsleitung nach spätestens 24 Stunden ausgewechselt werden (Herstellerangaben beachten!).
- Bei Applikation nicht fetthaltiger Lösungen Infusionsleitung nach 96 Stunden auswechseln (Herstellerangaben beachten!).

15

16 Infusion über einen vollimplantierten Dauerkatheter

16.1 Punktion des Ports

16.1.1 Definition

„Portkatheter-Systeme" – kurz als Ports bezeichnet – werden immer dann implantiert, wenn zur Behandlung eines bevorzugt onkologischen bzw. hämatologischen Patienten ein häufiger Zugang zum venösen System notwendig ist. Portkatheter werden vollständig unter die Haut implantiert. Das System besteht aus einer Kammer und einem mit ihr verbundenen Katheter; die Kammer liegt in einer Hauttasche eingebettet. Sie ist mit einem Katheter verbunden, welcher direkt in ein Gefäß mündet. Die Punktion dieser Kammer erfolgt mittels speziell geschliffener Nadeln (sog. Huberschliff), welche ein Ausstanzen der Kammermembran verhindern (➤ Abb. 16.1).

Teilimplantierte Dauerkatheter

Neben dem in der obigen Definition bereits erwähnten und im Anschluss ausführlich erläuterten voll implantierten Venenkathe-ter (dem sogenannten Port) finden im klinischen Alltag auch die teilimplantierten Venenkatheter, z.B. Hickman- (➤ Abb. 16.3), Broviac- und Groshong-Katheter, Anwendung.

Diese Katheter liegen im Gegensatz zum voll implantierten Port lediglich nur zum Teil im Körper. Operativ wird hierbei ihr proximales Katheterende in die V. cava superior vorgeschoben und dort fixiert. Der Katheter wird über einen subkutan angelegten Tunnel durch die Haut geführt. Innerhalb dieses Tunnels sitzt die sogenannte Dacron-Manschette, welche den Katheter an einer bestimmten Stelle umschließt (➤ Abb. 16.2).

Diese Manschette besteht aus Kunstfasern und dient einerseits der Fixierung des Katheters (wächst innerhalb weniger Tage in die Subkutis), andererseits fungiert sie als Barriere gegen aufsteigende Infektionen. Somit steht einer mehrjährigen Liegezeit sowie der parenteralen Ernährung nichts im Wege.

Mobile Patienten sollten hinsichtlich der Anfälligkeit für Zugbelastungen sowie hinsichtlich mechanischer Komplikatio-

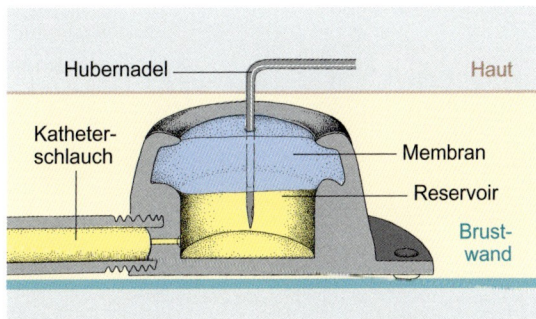

Abb. 16.1 Punktion eines Ports mit Hubernadel. [L190]

nen und evtl. auftretender Infektionen am nach außen liegenden Zugang informiert bzw. geschult werden.

Der Groshong-Katheter (➤ Abb. 16.4) ist im Gegensatz zum Hickman-/Broviac-Katheter mit einem außen liegenden Rückschlagventil versehen und eignet sich somit nicht zur Blutentnahme.

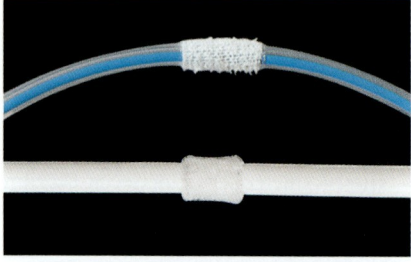

Abb. 16.2 Dacron-Manschette (oben Groshong-Katheter, unten Hickman-Katheter). [V091]

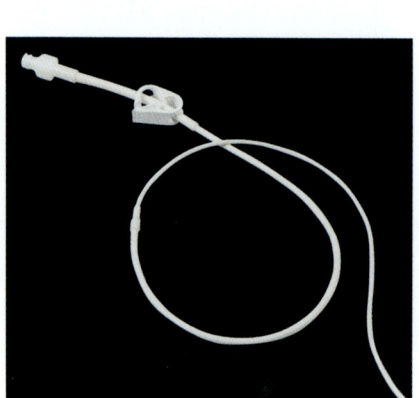

Abb. 16.3 Hickman-Katheter. [V091]

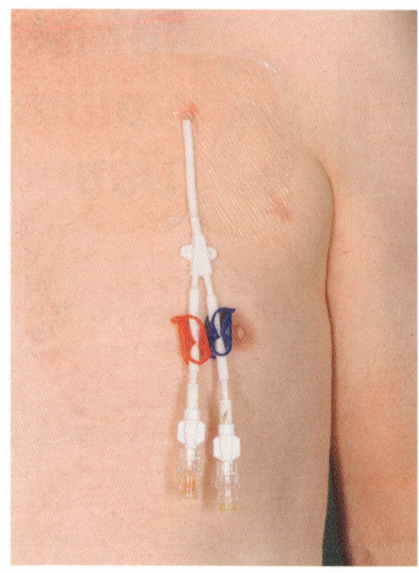

Abb. 16.4 Patient mit implantiertem Groshong-Katheter. [K115]

16.1.2 Indikationen

- Parenterale Ernährung
- Infusionstherapie
- Chemotherapie
- Virustatikatherapie
- Intravenöse Medikamententherapie über einen längeren Zeitraum

16.1.3 Punktionsorte

Typischerweise wird zur Portanlage die V. subclavia gewählt; in besonderen Fällen kann auch die V. basilica, V. cephalica sowie eine intraabdominale Vene genutzt werden.

16.1.4 Komplikationen und entsprechendes Vorgehen

Tab. 16.1 Mögliche Komplikationen eines liegenden Ports

Ursache	Symptome	Was ist zu tun
Porthöhleninfektion	• Rötung • Schwellung • Schmerzen im Implantationsbereich • Seröser Ausfluss • Fieber	Arzt informieren
Katheterokklusion	• Keine Spülung möglich • Keine Blutaspiration möglich	Arzt informieren
Venenthrombose	• Unwohlsein • Schmerzen im Schulterbereich mit Ausstrahlung in Arm und Hals • Cave: DD Myokardinfarkt!	Arzt informieren
Leckage des Port-systems	• Brennend-reißender Schmerz nach Infusion bzw. Medikamentenapplikation • Schwellung im Bereich der Porthöhle • Blasenbildung/Verfärbung der Haut (lokal begrenzt)	Infusion bzw. Medikamenten-applikation stoppen und Arzt informieren

16

16.1.5 Verweildauer

• Verweildauer der Nadel (Voraussetzung: angeschlossenes Infusionssystem)
liegt bei ca. 72–120 Stunden; beachte
Herstellerhinweise.
• Laut RKI gibt es keine Empfehlung zur
maximalen Liegedauer von Portnadeln.
• Nicht beherrschbare Komplikationen
erfordern das Entfernen des Portsystems.
• Umgehendes Entfernen des Portsystems
bei Beschädigung oder Dislokation.

16.1.6 Material

• Wischdesinfektion der Ablage
• Sterile Auflage für Ablagefläche
• Steriles Tuch
• Steriles Punktionsset (Punktionskanüle
in richtiger Länge und Stärke)
• Mundschutz
• Sterile Handschuhe
• Sterile Tupfer

• Sterile Einmalspritzen (Mindestgröße:
10 ml)
• Sterile Einmalkanülen
• 10 ml NaCl 0,9 %-Ampulle
• Hautdesinfektionsmittel
• Verbandmaterial
• Pflasterstreifen
• Spitzabwurf
• Entsorgungswagen (Mülltrennung!)

16.1.7 Durchführung

• Patienten aufklären und bequem lagern.
• Präventive Maßnahmen, z. B. die hygienische Händedesinfektion und das
Tragen von Schutzhandschuhen, sind
obligat.
• Mundschutz anlegen.
• Kurze Inspektion der Implantations-
stelle auf Entzündung, Schwellungen
bzw. austretende Flüssigkeit.
• Großzügige Desinfektion der Punktionsstelle unter Beachtung der Einwirkzeit!

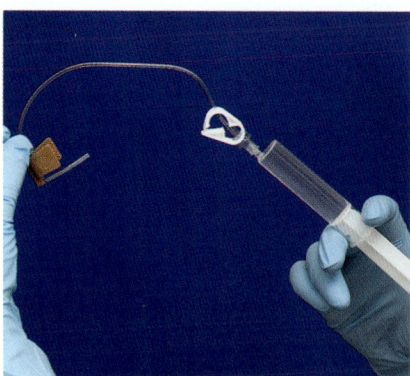

Abb. 16.5a Die mit NaCl 0,9 % gefüllte Spritze mit der Portnadel konnektieren und das System entlüften, Schlauchklemme schließen.

- Mechanische Desinfektion, mit sterilem Tupfer verreiben.
- Sprühdesinfektion, die während der weiteren Vorbereitung antrocknen kann.
- NaCl 0,9 %-Amp. mit Desinfektionsmittel benetzen und Einwirkzeit beachten, mithilfe eines sterilen Tupfers öffnen und mit steriler Einmalkanüle in Spritze aufziehen; beachte: Sterilität des Spritzenkonus!
- Hautareal nochmals mit Desinfektionsmittel besprühen.
- Sterile Handschuhe anziehen (➤ Abb. 1.5a–d).
- Schlauchklemme wieder schließen.
- Die Verweildauer der Nadel (bei angeschlossenem Infusionssystem) liegt bei ca. 72 Stunden (Herstellerhinweise beachten!).

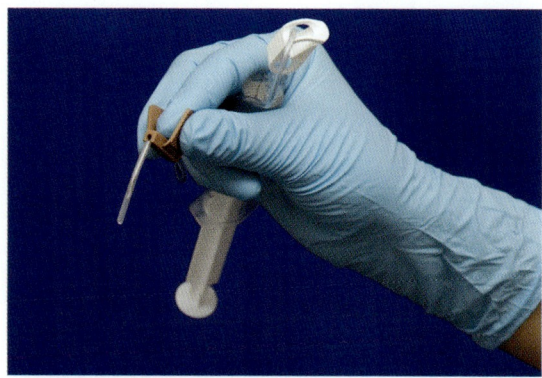

Abb. 16.5b Portnadel zwischen Zeige-, Mittelfinger und Daumen nehmen.

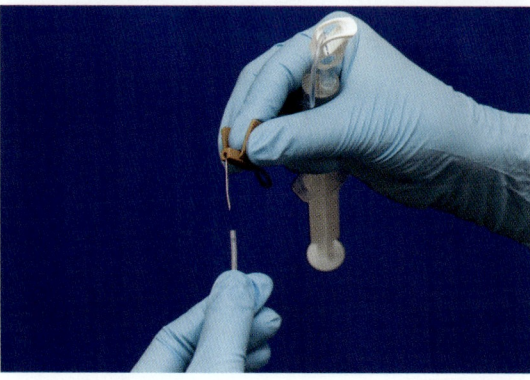

Abb. 16.5c Schutzkappe entfernen.

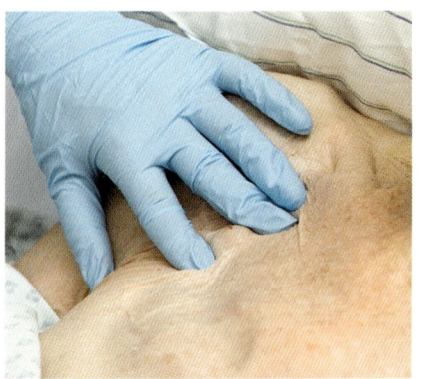

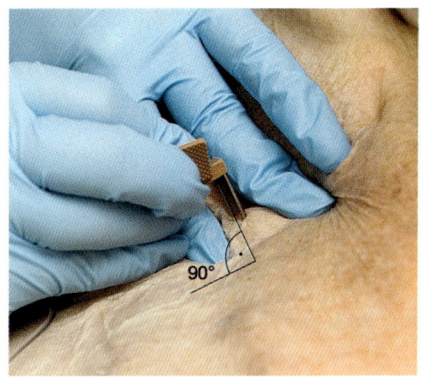

Abb. 16.5d Mit der anderen Hand die Portkammer mit zwei Fingern fixieren und die Haut über der Kammer leicht spannen.

Abb. 16.5e Patienten tief einatmen lassen. Während der Ausatmung die Portnadel senkrecht (90°-Winkel zur Membran) einstechen, bis die Portbasis spürbar ist!

16

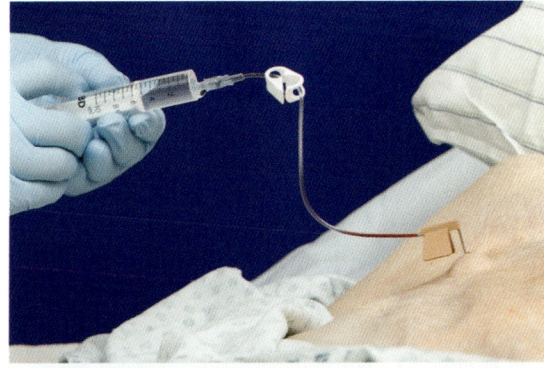

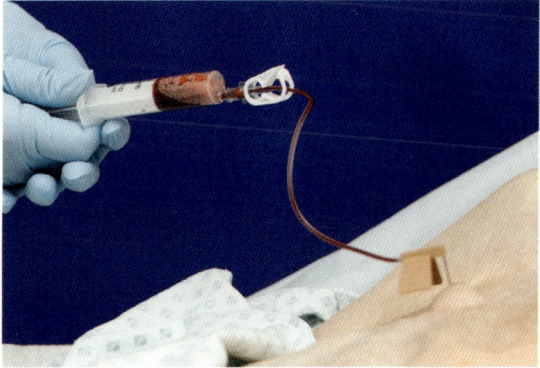

Abb. 16.5f Schlauchklemme zur Blutaspiration öffnen. Lagekontrolle durch kurze Aspiration und Einspülen von 10 ml NaCl 0,9 %-Lösung (zügig aber ohne Druck durchspülen) bestätigen. [K115]

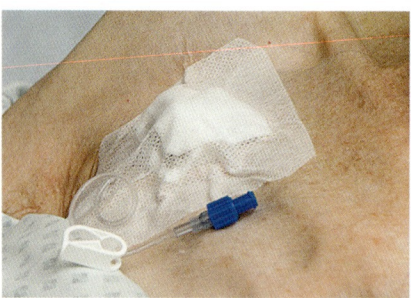

Abb. 16.6 Fixation mittels Klebeverband (bevorzugt Folie). [K115]

16.2 Infusion anlegen

16.2.1 Material

- Handschuhe, Mundschutz
- Hautdesinfektion
- Sterile Tupfer, sterile Kompressen
- Verbindungsstück (z. B. Posiflow)
- Vorbereitete Infusionslösung

- 10 ml-Spritze, Infusionspumpe
- 1 Amp. NaCl 0,9 %
- Ggf. Drei-Wege-Hahn

16.2.2 Durchführung

- Nach erfolgreicher Portpunktion folgt die Infusionskonnektion (Port/Infusion) über eine spezielle Verbindung (z. B. Posiflow).
- Präventive Maßnahmen, z. B. die hygienische Händedesinfektion und das Tragen von Schutzhandschuhen, sind obligat.
- Vorbereitete Infusion einer Sichtprüfung unterziehen (Trübung, Verfall, Fällung, Färbung, Beimengungen, Beschädigung des Etiketts).
- 6-R-Regel (➤ Kap. 2).
- Mundschutz anlegen.
- Patienten bitten, sich bei Unwohlsein sofort zu melden!
- Dokumentation.

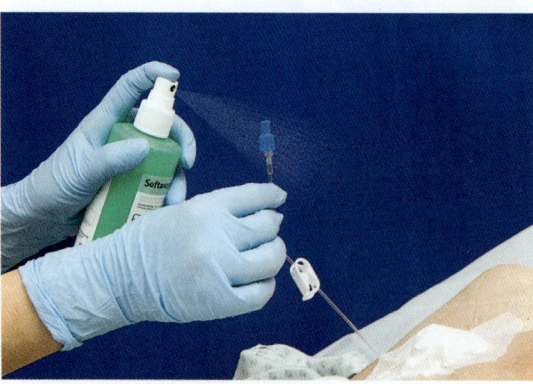

Abb. 16.7a Anschlusskonus desinfizieren.

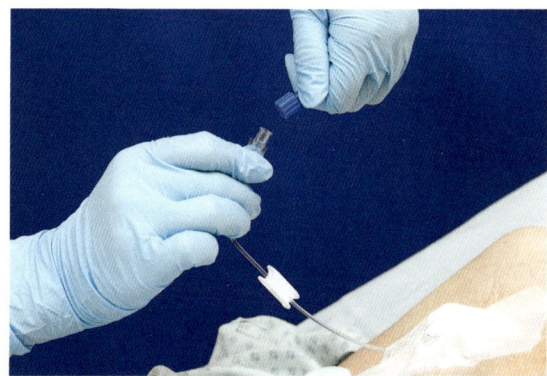

Abb. 16.7b Verschlusskonus entfernen.

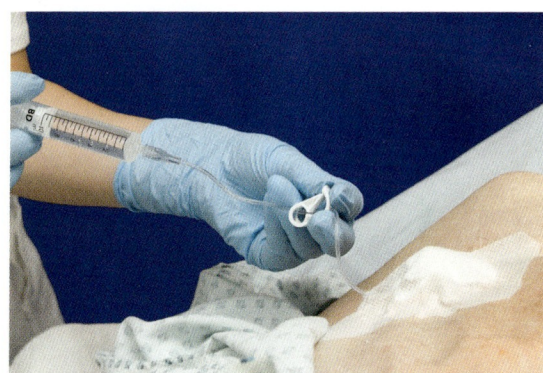

Abb. 16.7c Schlauchklemme am Port öffnen.

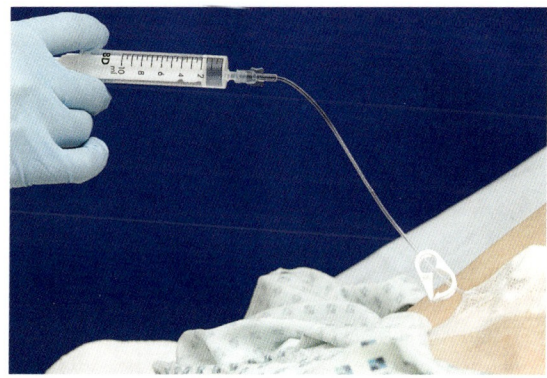

Abb. 16.7d Lagekontrolle durch Einspülen von 10 ml NaCl 0,9 % (zügig, aber ohne Druck durchspülen).

16

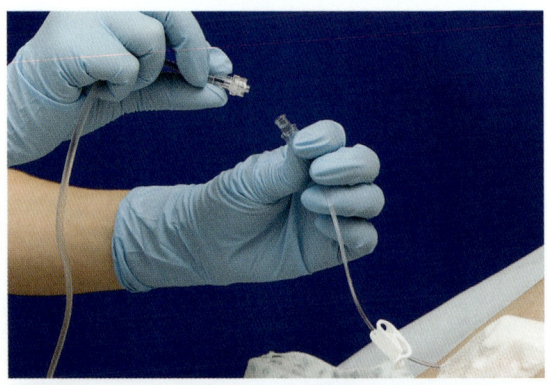

Abb. 16.7e Aseptisches Konnektieren des Infusionssystems.

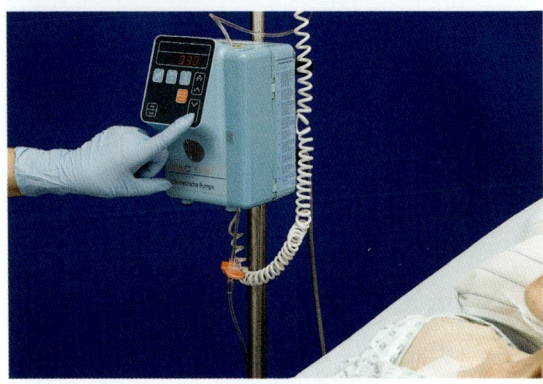

Abb. 16.7f Infusionsgeschwindigkeit einstellen. [K115]

16.3 Infusion abnehmen

16.3.1 Material

- Handschuhe
- Mundschutz
- Hautdesinfektion
- Sterile Tupfer
- 10 ml-Spritze
- 1 Amp. NaCl 0,9 %
- Verschlusskonus
- Spitzabwurf
- Entsorgungswagen (Mülltrennung!)

16.3.2 Durchführung

- Präventive Maßnahmen, z. B. die hygienische Händedesinfektion und das Tragen von Schutzhandschuhen, sind obligat.
- Spritze mit NaCl 0,9 % vorbereiten.
- Infusionspumpe stoppen bzw. Rollenklemme bei Schwerkraftinfusion schließen.
- Schlauchklemme am Port verschließen.
- Sprühdesinfektion (unter Einhaltung der Einwirk- und Trockenzeit).
- Tupfer entfernen.
- Infusion fachgerecht (beachte Arbeitsschutz) entsorgen.
- Dokumentation.

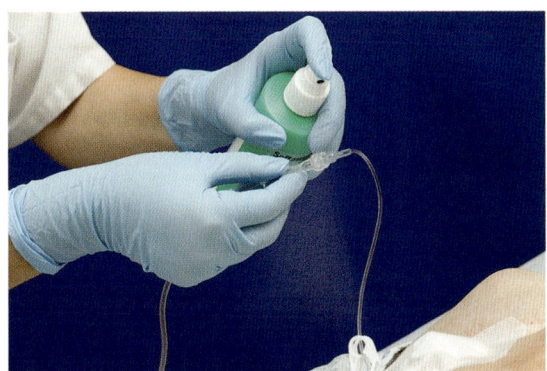

Abb. 16.8a Sprühdesinfektion (unter Einhaltung der Einwirk- und Trockenzeit) von Luer-Lock-Verbindung und Infusion/Port.

16

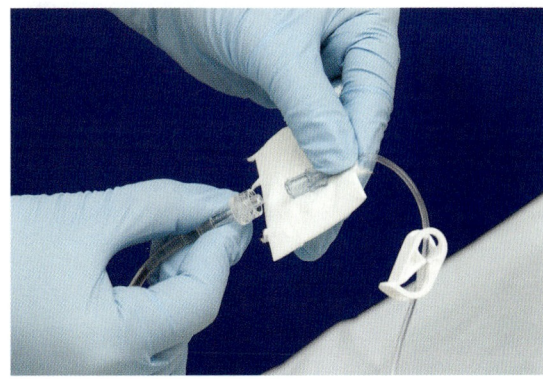

Abb. 16.8b Sterilen Tupfer unter dem Luer-Lock-Ansatz positionieren und den Infusionsschlauch mittels Drehbewegung (gegen den Uhrzeigersinn) am Luer-Lock-Ansatz lösen und in die Haltevorrichtung einhängen.

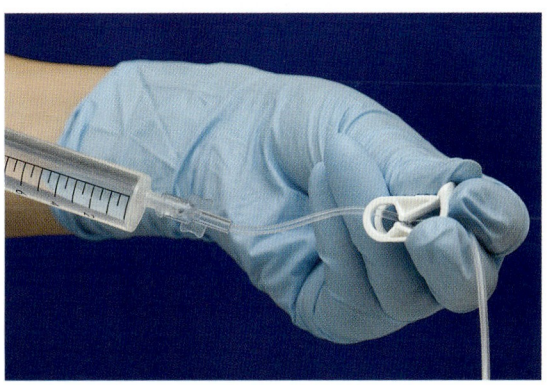

Abb. 16.8c Vorbereitete Spritze mit NaCl 0,9 % an den Port anschließen.

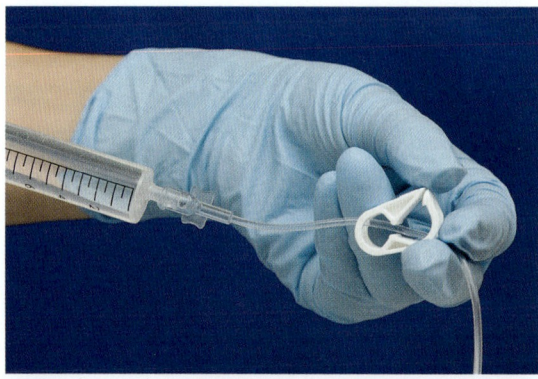

Abb. 16.8d Schlauchklemme öffnen und den Port (vorsichtig und ohne Druck) mit 10 ml NaCl 0,9 % spülen.

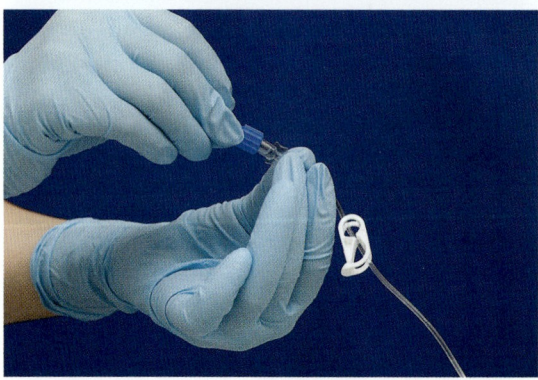

Abb. 16.8e Schlauchklemme schließen und die Spritze dekonnektieren. Sterilen Verschluss-Konus auf den Luer-Lock-Ansatz des Ports aufsetzen und (im Uhrzeigersinn) festschrauben. [K115]

16.4 Verbandwechsel

- „Ruhende", nicht in Gebrauch befindliche Portsysteme benötigen keinen Verband.
- Sind die Systeme in Gebrauch: Verbände täglich inspizieren.
- Transparent- und Gazeverbände müssen nicht routinemäßig gewechselt werden.
- Routinewechsel von Transparentverbänden spätestens nach 5 Tagen (zum Nadelwechsel).
- Wechsel nur bei Bedarf, z. B. bei Ablösung, Verschmutzung, Durchfeuchtung und Infektverdacht.
- Bei Druckschmerz, Fieber unklarer Ursache und Sepsis den Verband sofort entfernen und die Einstichstelle inspizieren.

16.4.1 Durchführung

- Hygienische Händedesinfektion vor und nach jedem Verbandwechsel
- Applikation von Antiseptika – alkoholisches Hautdesinfektionsmittel – auf/um die Insertionsstelle bei Verbandwechsel
- Verbandwechsel in Non-Touch-Technik (> Kap. 1.5) oder mit sterilen Handschuhen
- Einstichstelle ggf. mit steriler NaCl 0,9 % und sterilem Tupfer reinigen
- Dokumentation

!CAVE

Keine antibakteriellen Cremes auf die Einstichstelle aufbringen!

16.5 Kanülenentfernung

Die Durchführung der Kanülenentfernung erfolgt am besten durch zwei geschulte Personen!

16.5.1 Material

- Hände- und Hautdesinfektionsmittel
- Einmalhandschuhe
- Sterile Einmalspritze 10 ml
- Sterile Einmalkanüle
- Sterile Tupfer
- Spitzabwurf
- Entsorgungswagen (Mülltrennung!)
- Verbandmaterial

16.5.2 Durchführung

- Händewaschen.
- Händedesinfektion.
- Einmalhandschuhe anziehen.
- Desinfektion unter Einhaltung der Einwirk- und Trockenzeit.
- Spülen mit 10 ml NaCl 0,9 %.
- Entfernen der Nadel, dabei die Portkammer mit zwei Fingern fixieren.
- Kanüle sicher in der Abwurfbox entsorgen.
- Die zweite Person komprimiert unverzüglich die Insertionsstelle mit Hilfe steriler Tupfer (ca. zwei Min. lang).
- Nach zehn Minuten die Insertionsstelle nochmals auf Nachblutungen kontrollieren.
- Sterilen Verband anlegen.
- Dokumentation.

! C A V E

Heparin-NaCl 0,9 % Block

Diese Prozedur wird nach wie vor kontrovers diskutiert und wird von Region zu Region unterschiedlich gehandhabt! Derzeit kann hierzu keine Empfehlung ausgesprochen werden.

16.6 Tipps und Tricks aus der Praxis

- Injektionen müssen nach streng aseptischen Prinzipien durchgeführt werden.
- Für die Punktion müssen Spezialnadeln mit Huberschliff genutzt werden.
- Spritzen mit mindestens 10 ml Volumen verwenden (Gefahr des Überdrucks).
- Der Nadeleinstich muss senkrecht zur Membran des Portkatheter-Systems erfolgen und sollte bis zum vollständigen Nadelstopp durchgeführt werden.
- Nach der Blutabnahme sollte das Kathetersystem mit NaCl 0,9 % gespült werden.
- Grundsätzlich sollte das System vor Applikation therapeutischer Lösungen mit NaCl 0,9 % gespült werden.
- Werden verschiedene Pharmazeutika in Folge verabreicht, muss nach jeder Gabe mit NaCl 0,9 % gespült werden.
- Bei Infusionspausen kann das System alle vier Wochen mit 10 ml NaCl 0,9 % gespült werden.

16.7 Portpass

Dieser enthält folgende Angaben:
- Personalien des Portträgers
- Informationen zum implantierenden Arzt
- Datum der Implantation
- Portspezifika (Hersteller, Modell, Größe, Chargennummer)
- Sitz der Portkammer
- Katheterlage
- Instruktionen für evtl. Notfallmaßnahmen
- Ggf. auch Angaben über Größe der zu verwendenden Portnadel

16

Patienten sollten diesen Pass stets bei sich tragen. Besonders in Notfallsituationen (z. B. Defibrillation, Kardioversion) kann dies von wesentlicher Bedeutung sein. Zu- dem kann der Ausweis als Nachweis beim Passieren von Metalldetektoren (z. B. am Flughafen) dienen.

16

17 Besonderheiten beim Verabreichen von Blutprodukten

17.1 Bluttransfusion vorbereiten

17.1.1 Definition

Unter einer Bluttransfusion (lat. transfusio = das Hinübergießen) versteht man die Übertragung von Blut oder Blutbestandteilen eines Blutspenders durch intravenöse Infusion auf einen Empfänger.

17.1.2 Rechtslage

Jegliche Übertragung von Blut und dessen Bestandteilen ist eine ausschließlich ärztli-che Tätigkeit, welche gesetzlich geregelt ist und nicht an pflegendes Personal delegiert werden kann!

Grundlage hierfür sind
- das Transfusionsgesetz (TFG),
- die Richtlinien zur Gewinnung von Blut und Blutbestandteilen sowie
- die Leitlinien zur Anwendung von Blut-produkten.

17.1.3 Indikationen

Eine Vielzahl an Erkrankungen verlangt nach einer Transfusion von Blut bzw. Blut-bestandteilen. Die nachfolgende Tabelle liefert hier einen Überblick:

Tab. 17.1 Überblick über die wichtigsten Blutprodukte

Präparat	Beschreibung	Indikation
Ersatz von Erythrozyten		
Erythrozyten-konzentrat (EK)	Abzentrifugierte Erythrozyten mit mög-lichst wenig Restleukozyten und -thrombozyten	Akuter Blutverlust, hochgradige Anämie, hämorrhagischer Schock, Massivtransfusion
Ersatz von Thrombozyten		
Thrombozyten-konzentrat (TK)	Von mehreren Einzelspender-TK gewonnene TK, Sonderform Thrombo-zytapherese-TK = Zellseparator-TK (weniger immunogen)	Thrombozytopenie, Blutungsneigung, Massivtransfusion
Ersatz von Plasma		
Gefrorenes Frischplasma (GFP, Fresh Fro-zen Plasma, FFP)	Gefrorenes Frischplasma, das die flüs-sigen und gelösten Bestandteile des Blutes enthält, während die Zelltypen des Blutes (Erythrozyten, Leukozyten, Thrombozyten) durch Zentrifugation weitgehend entfernt wurden	Blutungsneigung, Massivtransfusion, Leberinsuffizienz, Ersatz von Gerin-nungsfaktor V, XI, da diese Faktoren nicht einzeln als Konzentrate erhält-lich sind

Tab. 17.1 Überblick über die wichtigsten Blutprodukte *(Forts.)*

Präparat	Beschreibung	Indikation
Ersatz einzelner Plasmabestandteile (Fertigarzneimittel, die unabhängig von der Blutgruppe infundiert werden)		
Humanalbumin	Humanalbumin	Anhebung des onkotischen Drucks bei onkotischen Defiziten, Therapie des Albuminmangels
PPSB (Prothrombin-Komplex)	Enthalten sind die Vitamin K-abhängigen Gerinnungsfaktoren II, VII, IX, X sowie Protein C und S	Passive Immunisierung, Blutungen bei Cumarintherapie, Leberinsuffizienz, Massivtransfusion, Hämophilie A, Hämophilie B
Einzelfaktorkonzentrate	z. B. Faktor VIII bzw. Faktor VIII/ von Willebrand-Faktor (z. B. Alpha VIII®), Faktor IX (z. B. Berinin® HS)	Einzelfaktormangel

17.1.4 Vorbereitung (Allgemein)

- Vorbereitung des Aufklärungsbogens und der Patienteneinwilligung
- Beachte: Jede Transfusion verlangt nach einer neuen Unterschrift des Patienten!
- Vorbereitung von Blutgruppenschein und Kreuzprobenschein
- Wichtige Vermerke nicht vergessen: ggf. „Notfall", aktuell laufende bzw. bereits applizierte Infusionen wie z. B. HAES, Chemotherapie
- Vorbereitung des Konservenanforderungsscheins bei ärztlicher Anordnung der Transfusion
- Vorbereitung der Dokumentation für Transfusionsgeschichte (EK, FFP, TK sowie Gerinnungspräparate)

! CAVE

Wenn transfundiert wird, sollte immer ein Notfallset – bestehend aus Notfallmedikamenten, Sauerstoffflasche, Beatmungsbeutel, Intubations-Set und ggf. Defibrillator – zur Verfügung stehen! Zudem sollten interne Notfallnummern zur Alarmierung von Notfallteams aushängen und das Verhalten bei Zwischenfällen mit allen Beteiligten fortwährend trainiert werden!

17.1.5 Vorbereitung (Material)

- Zwei große EDTA-Röhrchen 10 ml (am besten zeitlich getrennte Abnahme von Blutgruppe und Kreuzblut).
- Ein volles Kreuzblutröhrchen ermöglicht die Kreuzung von acht Erythrozytenkonzentraten.
- Blutgruppe und Kreuzblut sollten immer getrennt im PC eingegeben werden.
- Entsprechende Laboretiketten vor der Blutentnahme auf die Blutgruppen-/Kreuzblutröhrchen und die Anforderungsscheine aufkleben.
- Vor Blutentnahme aktives Abfragen der Patientenpersonalien (Identitätssicherung!).
- Unterschrift durch Patienten und abnehmende Person auf dem Anforderungsschein (Identitätssicherung!).
- Die Blutgruppenbestimmung muss im Original vorliegen.
- Sollten bereits bekannte Antikörper vorliegen, muss dies dem Labor mitgeteilt werden!

17.1.6 Vorbereitung (Patient)

- Einwilligungsschein an den Patienten übergeben.
- Die Aufklärung erfolgt immer durch einen Arzt.
- Transfusionsprotokoll zur Vitalparameterüberwachung anlegen.
- Herzfrequenz, Blutdruck und Temperaturkontrolle vor, während und nach der Transfusion.

17.1.7 Vorbereitung (Transfusion)

- Blutprodukte (gemäß Hygienevorschriften) in der dafür vorgesehenen Transfusionsbox mit dazugehörigem Anforderungsschein (➤ Abb. 17.1) aus dem Labor holen.
- Sollte die Konserve nicht verabreicht werden, so muss sie innerhalb von einer Stunde zurückgegeben werden (beachte: Rückgabeprotokoll ausfüllen und Lagerungstemperatur!).
- Blut und Plasma müssen wegen der Temperaturunterschiede getrennt transportiert werden.
- Material zur Anlage einer Transfusion (➤ Kap. 6 „Periphere intravenöse Zugänge") und zusätzlich pro Konserve eine 2 ml-Spritze und Kanüle (Bedside-Test).
- Konservennummer und Patientendaten auf Konserve und Kreuzprobenschein sowie das Verfallsdatum der Konserve kontrollieren.
- Bedside-Testkärtchen ausfüllen (Patientennamen, Geburtsdatum, Blutgruppe, Konservennummer).
- Konserve nicht anwärmen, evtl. eine halbe Stunde liegen lassen (Ausnahmen

sind z. B. Massivtransfusionen, hier Erwärmung in Blutwärmungssystemen oder Kälteantikörper).
- Hat die Konserve die richtige Temperatur erreicht, wird das Transfusionsbesteck (➤ Abb. 17.2) eingebracht; dies sollte auf einer desinfizierten Arbeitsfläche erfolgen.
- Flächendesinfektionsmittel.
- Hygienische Händedesinfektion.
- Unsterile Handschuhe anziehen.
- Sichtkontrolle der Konserve (Unversehrtheit, Koagel, Ausflockung).
- Konserve durch vorsichtiges Schwenken durchmischen (➤ Abb. 17.3a–c).
- Beim Füllen der Tropfenkammer darf das Blut auf keinen Fall auf den Filter aufschlagen, damit die Erythrozyten nicht platzen.
- Aufhängen der Konserve mit bereits angeschlossenem System (➤ Abb. 17.4).
- Rollenklemme öffnen.
- Transfusionsüberleitung luftleer machen.
- Normalerweise gilt: 1 Erythrozytenkonzentrat = 1 Transfusionssystem.
- Pflegedokumentation (➤ Tab. 17.2): Vermerk zur Verträglichkeit der Transfusion beziehungsweise zu eingetretenen Nebenwirkungen!

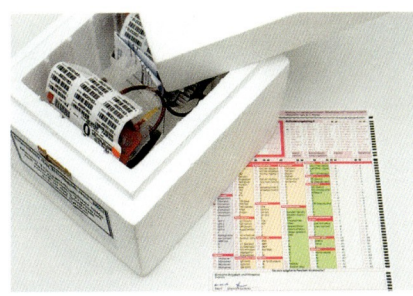

Abb. 17.1 Transfusionsbox mit Anforderungsschein. [K183]

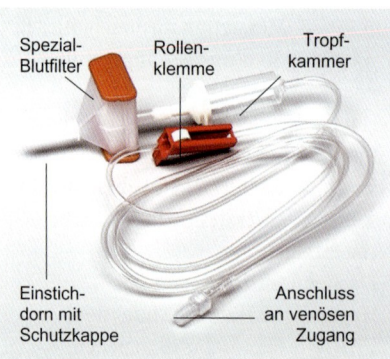

Abb. 17.2 Transfusionsbesteck mit Mikrofilter. [K115]

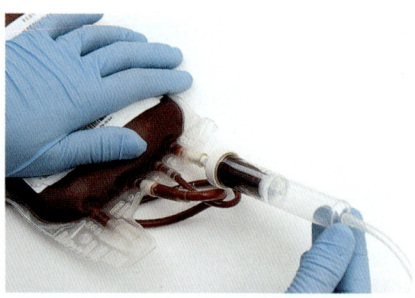

Abb. 17.3c Die Filterkammer durch leichten Druck auf die liegende Konserve befüllen, wobei die Kammer etwas angehoben wird. [K115]

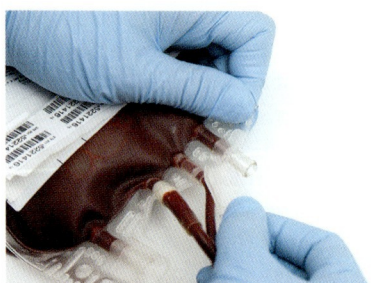

Abb. 17.3a Schutzkappe am Konservenbeutel entfernen und Lasche am Konservenbeutel freigeben.

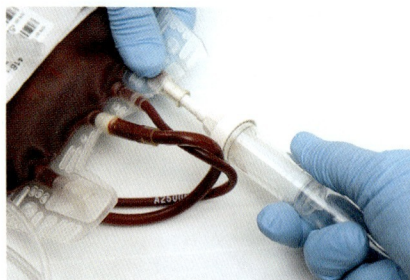

Abb. 17.3b Konserve steril anstechen.

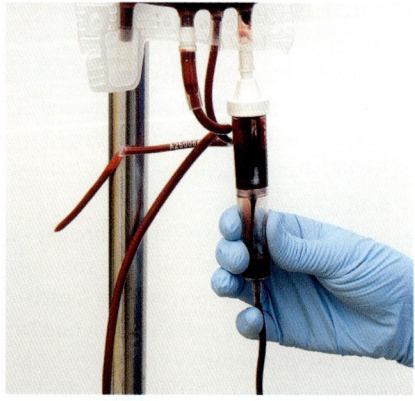

Abb. 17.4 Nun den Spiegel in der unteren Kammer einstellen. [K115]

Tab. 17.2 Dokumentation bei Gabe einer Bluttransfusion

In die Patienten- kurve	In die Akte
Art und Menge	Unterschriebener Aufklärungsbogen
Beginn und Ende der Transfusion	Blutprodukteschein
Wer (Arzt) hat die Transfusion angeordnet?	Transfusionsprotokoll
Wer (Arzt) hat transfundiert?	Original Blutgruppenschein
	Original Konservenschein

17

17.2 Bluttransfusion anlegen

17.2.1 Durchführung

- Der Arzt führt direkt am Patientenbett zu jeder einzelnen Konserve den Bedside-Test durch (➤ Abb. 17.5).
- Der Arzt hängt die Konserve, die normalerweise über eine periphere Vene läuft, an und reguliert die Tropfgeschwindigkeit.
- Es ist auch möglich, über einen zentralen Venenkatheter zu transfundieren, wenn dieser mehrlumig ist bzw. die Infusion pausiert.
- Der Arzt muss den Patienten während der ersten fünf Minuten nach Transfusionsbeginn am Patientenbett beobachten (Sofortreaktion).
- Entfernt sich der Arzt vom Bett, muss er seine kontinuierliche Erreichbarkeit gewährleisten (Telefonnummer/Piepsernummer).
- Die Konserve muss nun innerhalb von sechs Stunden appliziert werden.
- Die nachfolgende Patientenbeobachtung kann an die Pflegekraft übertragen werden.

- Die Pflegekraft muss eine lückenlose Kontrolle der Vitalparameter durchführen.
- Die Notfallklingel muss für den Patienten in erreichbarer Nähe sein!
- Der Patient muss kontinuierlich auf Zeichen einer Transfusionsunverträglichkeit überwacht werden.

17.2.2 Anzeichen einer Transfusionsunverträglichkeit

- Akut einsetzende, heftigste Kreuz- und Lendenschmerzen
- Glieder-, Kopf-, Brust-, Rücken- und Flankenschmerzen
- Brennendes Gefühl entlang der Vene, Schwellung
- Schüttelfrost
- Temperaturanstieg
- Angst, Unruhe, Beklemmungsgefühl, Schweißausbruch
- Übelkeit, Erbrechen
- Juckreiz, Nesselausschlag
- Bronchospasmus, Atemnot
- Tachykardie, Blutdruckabfall
- Neurologische Symptome

17

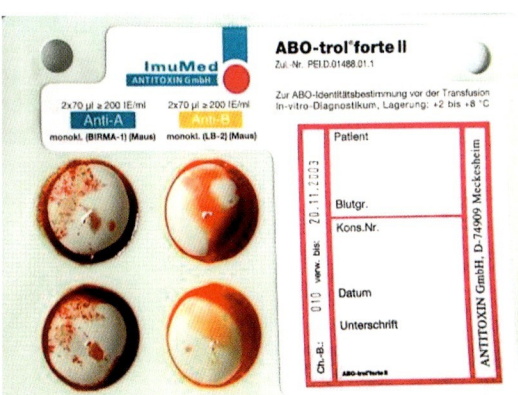

Abb. 17.5 Bedside-Test. [V334]

17.2.3 Verhaltensregeln für einen Transfusionszwischenfall

- Transfusion sofort stoppen!
- Arzt informieren.
- Ggf. hausinterner Notruf.
- Kontrolle der Vitalzeichen.
- Beruhigend auf den Patienten einwirken.
- Sauerstoffgabe.
- Ggf. Schocklagerung (Beinhochlagerung).
- Transfusion und System sicherstellen.
- Erneuten Bedside-Test mit Patienten- und Erythrozytenkonzentratblut vorbereiten.
- Sofortige Blutentnahme beim Patienten: 1 EDTA-, 2 Serum-, 1 Gerinnungsröhrchen, Urinstatus.
- Ausreichende Urinausfuhr (vorher, während und nach Transfusion)?
- Urinfärbung?
- Einfuhr/Ausfuhr-Protokoll.
- Das Meldeformular bei unerwünschter Transfusionsreaktion muss vom Arzt ausgefüllt werden!
- Jegliche Blutpräparate sowie -reste, die der Patient erhalten hat, sowie Blutröhrchen nebst ausgefülltem Meldebogen (transfundierender Arzt) sind umgehend dem Labor zur weiteren Abklärung zu überstellen.

17.2.4 Spätkomplikationen nach Transfusion

- Ikterus
- Anämie
- Infektionskrankheiten wie z. B. Hepatitis B, C, HIV
- Bakterielle Infektionen
- Prionenübertragung
- Zytomegalie
- Nierenschäden

17.2.5 Vermeidung von Transfusionszwischenfällen

- Genaue Kontrolle der Konserve sowie der Begleitpapiere.
- Sorgfältige Patientenbeobachtung – vor allem in den ersten 5–15 Minuten.
- Transfusion nicht zu schnell und nicht zu kalt laufen lassen.
- Beim geringsten Verdacht auf Unverträglichkeit sofort Transfusionsstopp und Arztkonsultation!
- Sollte der Verdacht einer Verwechslung bestehen, sind alle in Frage kommenden Personen schnellstmöglich zu identifizieren und entsprechende Schritte einzuleiten!

17.3 Bluttransfusion nachbereiten

17.3.1 Nachbereitung

- Die Konserve sollte noch am Patienten steril verschlossen werden.
- Spülung der venösen Route mit mindestens 10 ml NaCl 0,9 %.
- Pausierende Infusion weiterlaufen lassen bzw. Zugangsweg mittels sterilem Verschlussstopfen verschließen.
- Der Patient muss während der folgenden Stunde engmaschig überwacht werden.
- Konserve(n) und Bedside-Karten in einem speziellen Beutel 24 Stunden im Kühlschrank aufbewahren.
- Sorgfältige Beschriftung: Zeit, Datum, Patient (wegen Spätkomplikationen).

KAPITEL

18 Schnelle Infos

18.1 Beobachtung eines Zugangs

Achte auf:
- Rötung
- Schwellung
- Druckschmerz
- Nicht laufende Infusion (Rollenklemme, Drei-Wege-Hahn, Extremität?)
- Verdickungen, Ödem bei paravenöser Katheterlage
- Blutrückstau ins Infusionssystem
- Blutpulsation im Infusionssystem (Arterie?)
- Kreislaufsymptome
- Spannungspneumothorax-Symptome: Atemnot, gestaute Halsvenen, Tachykardie, Hypotonie, einseitig aufgehobenes Atemgeräusch, z. B. nach ZVK (V. subclavia)-Anlage

18.2 Größentabelle/ -abbildung zu intravenösen Zugängen

➤ Abb. 18.1 zeigt eine Auswahl verschiedener Kanülen-Parameter.

18.3 Infusion – Dauer berechnen

Grundlage
- 1 ml entspricht 20 Tropfen
- 1 Tropfen/Min. = 3 ml/Std.

Gegeben
- Tropfenzahl/Min.
- Gesamtinfusionsmenge

Gesucht
- Infusionsdauer

Lösung

$$\text{Einlaufzeit [Std.]} = \frac{\textit{Infusionsmenge [ml]} \times 20\,\textit{Tropfen/ml}}{\textit{Tropfenzahl}/\text{Min.} \times 60\,\text{Min./Std.}}$$

$$\text{Einlaufzeit [min]} = \frac{\textit{Infusionsmenge [ml]} \times 20\,\textit{Tropfen/ml}}{\textit{Tropfenzahl}/\text{Min.}}$$

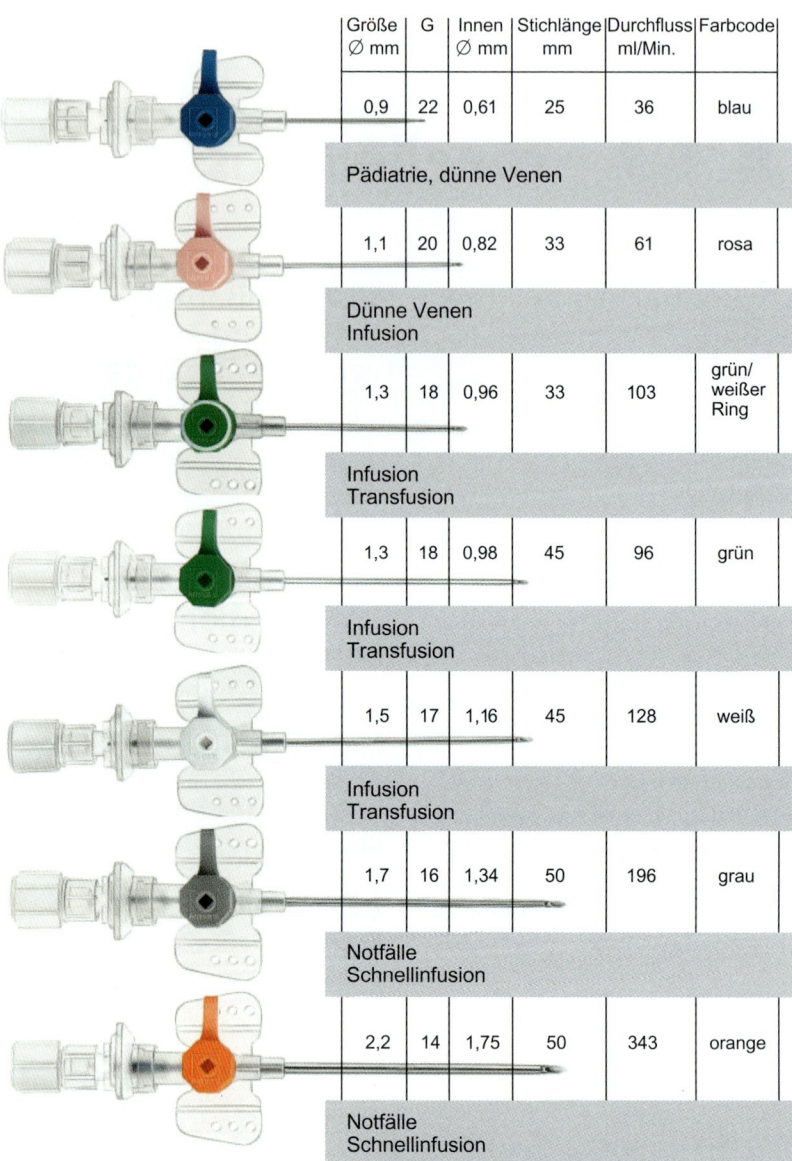

Größe Ø mm	G	Innen Ø mm	Stichlänge mm	Durchfluss ml/Min.	Farbcode
0,9	22	0,61	25	36	blau
Pädiatrie, dünne Venen					
1,1	20	0,82	33	61	rosa
Dünne Venen Infusion					
1,3	18	0,96	33	103	grün/ weißer Ring
Infusion Transfusion					
1,3	18	0,98	45	96	grün
Infusion Transfusion					
1,5	17	1,16	45	128	weiß
Infusion Transfusion					
1,7	16	1,34	50	196	grau
Notfälle Schnellinfusion					
2,2	14	1,75	50	343	orange
Notfälle Schnellinfusion					

Abb. 18.1 Übersicht über verschiedene Kanülen-Parameter. [U223]

18.4 Infusion – Einstellbeispiele

Tab. 18.1 Einstellbeispiele für Infusionen

Infusionsmenge [ml]	Infusionszeit [Std.]	Infusionsgeschwindigkeit [ml/Std.]	Infusionsgeschwindigkeit [Tropfen/Min.]
50	0,5	100	33
100	0,5	200	67
250	0,5	500	167
250	1	250	83
500	1	500	167
500	2	250	83
500	3	166	55
500	6	84	28
500	9	55	19
500	12	42	14
500	18	28	9
500	24	21	7
1.000	3	333	111
1.000	6	166	56
1.000	12	84	28
1.000	18	55	19
1.000	24	42	14
1.500	12	126	42
1.500	24	64	21
2.000	12	166	56
2.000	24	84	28

18

18.5 Infusion – Geschwindigkeit berechnen

Grundlage
- 1 ml entspricht 20 Tropfen
- 1 Tropfen/Min. = 3 ml/Std.

Gegeben
- Gesamtinfusionsmenge
- Infusionsdauer

Gesucht
- Tropfenzahl/Min.
- Infusionsgeschwindigkeit [ml/Std.]

Lösung

$$\frac{Infusionsmenge\,[ml] \times 20\ Tropfen/ml}{Infusionsdauer\,[Std.] \times 60\ Min./Std.}$$
$$= \frac{Gesamttropfenzahl}{Infusionsdauer\,[Min.]} = \frac{Tropfen}{Min.}$$

18.6 Infusion – Konzentration berechnen

Gegeben
- Gesamtdosis des Medikaments
- Dosierung des Medikaments [mg/Std.]

Gesucht
- Konzentration [ml/Std.]

Lösung

$$Konzentration\,[ml/Std.] = \frac{Gesamtinhalt\ in\ Spritze\,[ml] \times Dosis\ des\ Medikaments\,[mg/Std.]}{Gesamtdosis\ des\ aufgezogenen\ Medikaments\,[mg]}$$

18.7 Infusionen – Elektrolytkonzentration und Osmolarität

Tab. 18.2 Elektrolytkonzentration und Osmolarität verschiedener Infusionslösungen

Lösung	Natrium [mmol/l]	Kalium [mmol/l]	Glukose [g/100 ml]	Osmolarität im Verhältnis zu Blutplasma
Lävulose 5 %	–	–	–	hypoton
NaCl 0,9 %	154	–	–	isoton
Ringer	147	4	–	isoton
Ringer-Laktat	130	4	–	isoton
HG5	70	2,5	5,5	hypoton
Tuto OPG	100	18	5,5	hypoton

18.8 Infusionslösungen – Übersicht

Tab. 18.3 Überblick über Infusionslösungen

Infusionslösung	Kurzcharakterisierung, Besonderheiten, Handelsnamen (Bsp.)
Lösungen zur Elektrolytzufuhr (Ziel: Korrektur des Wasser- und Elektrolythaushalts)	
Vollelektrolytlösungen	• Na$^+$-Konzentration ≥ 120 mmol/l • Mit und ohne Kohlenhydratzusatz • z. B. Ringer-Lösung®, Jonosteril®, Sterofundin®
Zweidrittel-, Halb- und Eindrittelelektrolytlösungen	• Na$^+$-Konzentration absteigend von 120–61 mmol/l
Spezielle Elektrolytlösungen	• Kaliumfreie Elektrolytlösungen, z. B. isotone Kochsalzlösung • Korrigierende Elektrolytlösungen bei Azidose oder Alkalose (z. B. Natriumhydrogenkarbonat 4,2 %/8,4 % Braun®) • Lösungen zum Ersatz bestimmter Elektrolyte (z. B. Kalium, etwa Inzolen®-HK) • Elektrolytkonzentrate zum Zumischen zu anderen Infusionslösungen, z. B. Calciumchlorid 5,5 % Pfrimmer®

Tab. 18.3 Überblick über Infusionslösungen *(Forts.)*

Infusionslösung	Kurzcharakterisierung, Besonderheiten, Handelsnamen (Bsp.)
Lösungen zur Energie- und Nährstoffzufuhr	
Kohlenhydratlösungen	• Am häufigsten Glukose-/Dextroselösungen (5–70 %), z. B. Glukose 5 Braun® • Selten Xylitol, ein insulinunabhängig verwertbarer Zuckeralkohol, z. B. Xylitol-Infusionslösung 5® • Einzeln oder in Kombination, mit oder ohne Elektrolyte • Niedrigkonzentrierte Lösung (z. B. Glukose 5 %), entspricht der Zufuhr freien Wassers • Bei hoher Konzentration ZVK erforderlich
Fettlösungen	• 10–30%ige Fettemulsionen auf Soja-, Fisch- oder Olivenölbasis (z. B. Intralipid®, Lipofundin®, SMOFLipid®) • Kontinuierlich periphervenös oder im Bypass eines ZVK (Fette sind osmotisch unwirksam und reizen die Venen nicht) • Gleichzeitig zu KH- und/oder AS-Lösung geben, nicht mit anderen Substanzen (z. B. Elektrolytlösungen) mischen • Zu Beginn langsam infundieren, dann steigern • Unverträglichkeitsreaktionen möglich, z. B. Fieber, Schüttelfrost
Aminosäurelösungen	• Mit und ohne Kohlenhydrate bzw. Elektrolyte (z. B. Aminoplasmal®, Intrafusin®) • Spezielle Aminosäurelösungen für Leber- und Nierenkranke (z. B. Aminofusin® 5 % Hepar, Nephrotect®) und für Kinder (Aminoven infant 10 %) • Gleichzeitige Kohlenhydratzufuhr, da der Körper die Aminosäuren sonst zur Energiegewinnung abbaut
Kombinationslösungen zur parenteralen Ernährung	• Mit Aminosäuren, Kohlenhydraten und Elektrolyten zur Erleichterung der Infusionsplanung (z. B. AKE® 4 GX, Aminomix® 1, 2, 5) • Bei Mehrkammerbeuteln (z. B. Nutriflex Lipid®) Herstellerangaben beachten
Lösungen zur Osmotherapie	
Mannitol-Lösung 10–20 %	• Hypertone, stark wasserbindende Lösungen (z. B. Osmofundin® 15 %, Osmosteril® 20 %), die zuerst im Blutkreislauf und dann in der Niere wirken • Bei Ödemen (einschl. Hirnödem) und zur Steigerung der Diurese bei bestimmten Vergiftungen oder beginnendem akuten Nierenversagen
Lösungen zum Volumenersatz und bei Mikrozirkulationsstörungen	
Gelatinelösungen	• V. a. bei (drohendem) Volumenmangelschock
Hydroxyethylstärke (HAES)	• Hochverzweigte Stärkemoleküle, mittleres Molekulargewicht ca. 40.000, 200.000 und 450.000 (z. B. HAES-steril® 6 %, 10 %, Plasmasteril®, Haemofusin®) • V. a. zur Durchblutungsverbesserung in der Peripherie

18

18.9 Injektionsarten – Wirkungseintritt

Tab. 18.4 Wirkungseintritt bei verschiedenen Injektionsarten

Injektionsart	Abkürzung	Definition	Wirkungseintritt
intraarteriell	i. a.	in eine Arterie (durch Injektion)	Sekunden
intraartikulär	i. art.	in ein Gelenk	
intrakutan	i. k. oder i. c.	in die Haut (durch Injektion)	Minuten bis Stunden
intramuskulär	i. m.	in den Muskel (durch Injektion)	15–20 Minuten
intraossär	i. o.	in den Knochen	Sekunden
intrathekal	i. th.	in den Liquorraum (durch Injektion)	Sekunden
intravenös	i. v.	in eine Vene (durch Injektion)	Sekunden
subkutan	s. c.	unter die Haut (durch Injektion)	20–30 Minuten
transkutan		durch die Haut hindurch	

18.10 Intravenöse Injektionsstellen

Erwachsene:
- Handrücken
- Unterarm
- Ellenbeuge
- V. jugularis externa (periphere Hautvene) als Notfallzugang, nicht für die Routine
- Fuß

Kleinkinder/Säuglinge:
- Kopfhaut (nur beim Säugling)
- Hand
- Fuß

18.11 Subkutane Injektionsstellen

Injektionsstellen: Alle Körperregionen mit ausgeprägtem Unterhaut(fett)gewebe

Tab. 18.5 Subkutane Injektionsstellen

Injektionsorte 1. Wahl (bevorzugt)	Injektionsorte 2. Wahl (möglich)
• Bauchdecke seitlich unterhalb des Bauchnabels (um den Nabel 2 cm frei lassen) • Seitliche und vordere Flächen beider Oberschenkel	• Oberarm außen • Ober- und unterhalb der Schulterblätter • Flanke • Seitlicher Taillenbereich

18.12 Intramuskuläre Injektionsstellen

Tab. 18.6 Intramuskuläre Injektionsstellen

Muskel	Auffinden der Injektionsstelle
M. gluteus medius (ventrogluteale Injektion)	Nach von Hochstetter (➤ Abb. 4.1) Nach der Crista-Methode (➤ Abb. 4.2)
M. vastus lateralis	Nach von Hochstetter (➤ Abb. 4.3)
M. deltoideus	Ca. 5 cm unterhalb des Akromions (➤ Abb. 4.4)

18

Literaturverzeichnis

Anforderungen an die Hygiene bei Punktionen und Injektionen. Empfehlung der Kommission für Krankenhaushygiene und Infektionsprävention beim Robert-Koch-Institut (RKI) Bundesgesundheitsblatt 2011 54:1135–1144

Braun Melsungen, AG Sparte Hospital Care, CVC-Partner Leitfaden für die zentralvenöse Punktion, Catheter Care and Hygiene, Lagekontrolle zentralvenöser Katheter

Enke K, Flemming A, Hündorf H-P, Knacke P, Lipp R, Rupp P: LPN-Lehrbuch für präklinische Notfallmedizin, Grundlagen und Techniken, 3. überarbeitete Auflage, S+K Verlag Edewecht 2005

Farrand S, Campbell AJ. Safe, simple subcutaneous fluid administration. Br J Hosp Med 55: 690–692 (1996)

Ferry M, Dardaine V, Constans Th. Subcutaneous infusion or hypodermoclysis: a practical approach. J Am Geriatr Soc 47: 93–95 (1999)

Flake F, Runggaldier K: Arbeitstechniken A–Z für den Rettungsdienst, Elsevier GmbH, Urban & Fischer Verlag München 2008

Fletcher MA, MacDonald MG, Avery GB: Atlas of procedures in Neonatology JB Lippincott CO, Philadelphia 1989

Friket E: Der Zentrale Venenkatheter. Zugang über die Vena subclavia. Deutsches Medizinisches Wochenschreiben 2007; 32: 327–329; Georg Thieme Verlag KG Stuttgart

Hartmann, U.: Klinikleitfaden Anästhesie, 1. Aufl., Urban & Fischer Verlag München 1999

Händehygiene in Einrichtungen des Gesundheitswesens. Empfehlung der Kommission für Krankenhaushygiene und Infektionsprävention (KRINKO) beim Robert-Koch-Institut (RKI) Bundesgesundheitsblatt 2016 59:1189–1220

Hildebrand N: Injektionen leicht gemacht, 4. Aufl., Urban & Fischer Verlag München 2001

Infektionen, die von Gefäßkathetern ausgehen. Bundesgesundheitsblatt 2017 60:141–142

Inouye SK, Bogardus ST, Charpentier P. et al. A multicomponent intervention to prevent delirium in hospitalized older patients New England. Journal of Medicine 340: 669–676 (1999)

Kramer A, Assadian O, Simon A, Ryll S, Wendt M, Heidecke CD (2016) Einbeziehung des Patienten und seiner Angehörigen in die Infektionsprävention. In: Kramer A, Assadian O, Exner M, Hübner NO, Simon A (Hrsg.) Krankenhaus- und Praxishygiene: Hygienemanagement und Infektionsprävention in medizinischen und sozialen Einrichtungen, 3. Aufl., Urban & Fischer in Elsevier, München, S 752–760

Larsen R: Anästhesie, 8. Aufl., Elsevier GmbH, Urban & Fischer Verlag München 2008

Lenz G, Kottler B: MEMO-Anästhesie, 2. völlig neu bearbeitete und erweiterte Auflage, Hippokrates Verlag Stuttgart 1997

Lipschitz S, Campbell, AJ, Roberts MS et. al.: Subcutaneous fluid administration in elderly subjects: validation of an under-used technique. Journal of American Geriatric Society 39: 6–9 (1991)

Maletzki W, Stegmayer A: Klinikleitfaden Pflege 2., völlig neu bearbeitete Auflage, Gustav Fischer Verlag 1995

Menche N: Biologie, Anatomie, Physiologie 6. Aufl., Elsevier, Urban & Fischer Verlag München 2006

Meyer G, Friesacher H, Lange R: Handbuch der Intensivpflege, Fortlaufende Blattsammlung ecomed Verlag

Pfitzer: Pflegetechniken heute, 1. Aufl., Elsevier GmbH, Urban & Fischer Verlag München 2006

Pflege Fakten, Elsevier GmbH, Urban & Fischer Verlag München 2009

Pflege heute, 4. Aufl., Elsevier GmbH, Urban & Fischer Verlag München 2007

Pflegestandards der Thüringen-Kliniken-Saalfeld, erstellt durch die ständige Pflege-Standard-Gruppe, Stand 2009

Prävention Gefäßkatheter-assoziierter Infektionen, Empfehlung der Kommission für Krankenhaushygiene und Infektionsprävention beim Robert-Koch-Institut (RKI) Bundesgesundheitsblatt – Gesundheitsforum – Gesundheitsschutz 2002 45: 907–924

Prävention von Infektionen, die von Gefäßkathetern ausgehen. Teil 1 – Nicht getunnelte zentralvenöse Katheter, Bundesgesundheitsblatt 2017 60:171–206

Prävention von Infektionen, die von Gefäßkathetern ausgehen. Teil 2 – Periphervenöse Verweilkanülen und arterielle Katheter, Empfehlung der Kommission für Krankenhaushygiene und Infektionsprävention (KRINKO) beim Robert-Koch-Institut, Bundesgesundheitsblatt 2017 60:207–215

Prävention von gefäßkatheterassoziierten Infektionen bei Früh- und Neugeborenen, Empfehlung der Kommission für Krankenhaushygiene und Infektionsprävention (KRINKO) beim

Robert-Koch-Institut, Bundesgesundheitsblatt 2018 61:608–626

Prävention von Infektionen, die von Gefäßkathetern ausgehen, Hinweise zur Implementierung, Informativer Anhang 2 zur Empfehlung der Kommission für Krankenhaushygiene und Infektionsprävention (KRINKO) beim Robert-Koch-Institut, Bundesgesundheitsblatt 2017 60:231–244

Schäper A, Gehrer B: Pflegeleitfaden Intensivpflege Pädiatrie, 1. Auflage, Urban & Fischer Verlag München 1999

S1 Leitlinie Hygieneempfehlungen für die Regionalanästhesie – Überarbeitete Handlungsempfehlung des AK Regionalanästhesie der deutschen Gesellschaft für Anästhesiologie (DGAI) („Die 10 Gebote") AWMF – Register Nr. 001/014 Klasse: S1 Stand 11/2014

Schubert A, Kintzel T.: Taschenbuch Notaufnahme, Elsevier GmbH, Urban & Fischer Verlag München 2008

Schwester Liliane Juchli: Krankenpflege, 6., überarbeitete Aufl., Georg Thieme Verlag Stuttgart 1991

Striebel H-W: Anästhesie, Intensivmedizin, Notfallmedizin 6. Aufl., Schattauer Verlag Stuttgart 2005

Thomson DR, Jowett NJ, Volwell AM, Sutton TW (1989): A trial of povidone-iodine antiseptic solution for the prevention of cannula-related thrombophlebitis. Journal of Intravenous Nursing; 12: 99–102

Ullrich L: Zu- und ableitende Systeme, Fürsorglich pflegen im Hightech-Umfeld, 1. Aufl., Georg Thieme Verlag Stuttgart 2000

Vander Salm, TJ., Cutler, BS., Brownell Wheeler, H: Atlas of Bedside Procedures 2nd Previous edition; Little, Brown and Company (Inc.) 1979

Zeeh J, Pöllz S, Arras U: Subkutane Flüssigkeitszufuhr in der Geriatrie Ärztewoche 2000, 6. Dez.

Zeeh J et al.: Die subcutane Infusion, Ärzteblatt Thüringen, 11., Nr. 2 (2000), S. 95–98, zitiert in „Bevor Ihr alter Patient vertrocknet – lassen Sie die Flüssigkeit unter die Haut rieseln!", Med. Trib. Nr. 12: 39 (2000)

Register

Ansprechend und übersichtlich – klar und verständlich

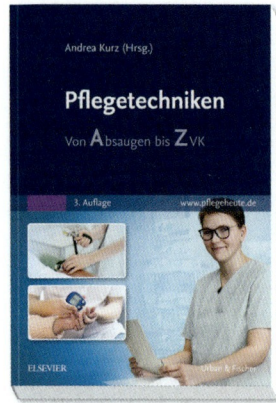

Pflegetechniken
Von Absaugen bis ZVK

Kurz, A.
3. Aufl. 2018, 504 S.,
720 Abb., kartoniert
ISBN 978-3-437-27092-5

Schnell und verständlich ermöglicht Ihnen **Pflegetechniken** aktuelle Techniken zu verstehen oder wieder aufzufrischen.

Von A wie Absaugen, über B wie Basale Stimulation, E wie Extensionsbehandlung bis zu Z wie ZVK-Verbänden – Sie finden zu allen wichtigen Pflegehandlungen und -techniken eine prägnante Beschreibung in Wort und Bild. So können Sie sich auf Ihren nächsten Einsatz oder auf die Prüfung optimal vorbereiten, und auch die examinierte Pflegekraft kann ihr Wissen schnell erneuern.

Was ist das Besondere?

- stringente Beschreibung und ein klares Raster der Handlungen: Definition, Indikation, Vorbereitung, Durchführung und Nachbereitung
- Wichtiges wird in Kästen herausgehoben: Merke, Tipps & Tricks, Patientenberatung, Recht
- herausragende Text-Bild-Kombination

Neu in der 3. Auflage:

- vermehrt Hinweise für Kinderkranken- und Altenpflege
- neue pflegerelevante Themen, z.B. Lagerung, (Heim-)beatmung
- Berücksichtigung neuer Expertenstandards

Melden Sie sich für unseren Newsletter an unter
www.elsevier.de/newsletter

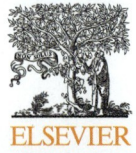
ELSEVIER

Diese und viele weitere Titel wie auch die aktuellen Preise finden Sie in Ihrer Buchhandlung vor Ort und unter **shop.elsevier.de**